# TUBERCULOSE LOCALE CHRONIQUE

DE LA

# RÉGION ILÉO-CŒCALE

Étude anatomo-pathologique, clinique et opératoire

PAR

## Le D<sup>r</sup> Auguste BENOIT

Ancien interne des hôpitaux de Paris
(Maison Dubois, hôpital de la Charité, hôpital Tenon, hôpital Lariboisière,
hôpital Saint-Louis)

PARIS

G. STEINHEIL, ÉDITEUR

2, RUE CASIMIR-DELAVIGNE, 2

1893

# TUBERCULOSE LOCALE CHRONIQUE

## DE LA

# RÉGION ILÉO-CŒCALE

### Étude anatomo-pathologique, clinique et opératoire

IMPRIMERIE LEMALE ET C<sup>ie</sup>, HAVRE

# TUBERCULOSE LOCALE CHRONIQUE

## DE LA

# RÉGION ILÉO-CŒCALE

### Étude anatomo-pathologique, clinique et opératoire

PAR

## Le Dᵣ Auguste BENOIT

Ancien interne des hôpitaux de Paris
(Maison Dubois, hôpital de la Charité, hôpital Tenon, hôpital Lariboisière,
hôpital Saint-Louis)

———

PARIS

G. STEINHEIL, ÉDITEUR

2, RUE CASIMIR-DELAVIGNE, 2

1893

# TUBERCULOSE LOCALE CHRONIQUE

DE LA

# RÉGION ILÉO-CŒCALE

Étude anatomo-pathologique, clinique et opératoire

## INTRODUCTION

La tuberculose des voies digestives, en particulier celle de l'intestin, appartenait jusqu'à ces dernières années au domaine de la pathologie médicale.

L'ulcération tuberculeuse de l'intestin avec ou sans hypertrophie des ganglions mésentériques, perdue au milieu des autres manifestations de la phtisie, tel était l'unique aspect sous lequel la maladie nous était connue et décrite.

Des tentatives opératoires hardies, que les procédés de la chirurgie moderne et les grands progrès de la chirurgie intestinale ont permis d'exécuter avec succès, sont venues fixer l'attention sur la localisation de la tuberculose chronique dans le cœcum. Il a été démontré pièces en mains que les parois de cet organe pouvaient subir la dégénérescence tuberculeuse sous une forme spéciale. Cette tuberculose lymphoïde du cœcum se traduit par des signes cliniques particuliers, dont la connaissance importe autant au médecin qu'au chirurgien. Malheureusement les travaux parus jusqu'à ce jour se sont ressentis du petit nombre des faits observés. Le cadre étroit des symptômes s'est élargi. Comme dans toute question de cette importance, les observations se sont multipliées et la fréquence de l'affection est apparue plus grande que l'on n'eût cru d'abord.

On peut donc aujourd'hui essayer de tracer de la maladie tuberculeuse chronique du cœcum une description telle qu'elle résulte d'un groupe déjà fort remarquable d'observations que nous possédons maintenant. Le diagnostic opératoire ne peut qu'y gagner en certitude, dans une affection où nous aurons la satisfaction de conclure que l'intervention chirurgicale, dans les cas qui la comportent, donne les résultats les plus heureux et les plus encourageants. C'est après l'avoir constaté par nous-même que nous avons eu l'idée d'entreprendre cette étude, à la fin de laquelle on trouvera réunies toutes les observations tant connues qu'inédites que nous avons pu rassembler sur ce sujet.

Avant de commencer, nous avons le devoir de rendre un juste hommage aux maîtres qui nous ont dirigé et soutenu pendant le cours de nos études médicales.

M. le Dr Brun fut notre prosecteur à l'amphithéâtre d'anatomie ; il nous a donné plus tard des marques d'intérêt que nous ne saurions oublier.

M. le professeur Grancher nous initia à l'auscultation médicale ; nous avons gardé un précieux souvenir de ses savantes leçons, tant à l'hôpital Necker qu'à l'hôpital des Enfants-Malades. MM. les Drs Constantin Paul et Hutinel furent nos maîtres d'externat ; ils ont droit à toute notre reconnaissance pour la bienveillance spéciale qu'ils ont bien voulu nous marquer.

Nous avons eu le regret de perdre notre excellent chef M. le Dr Horteloup, dont l'enseignement nous fut si précieux pour l'étude des maladies des voies urinaires, pendant notre internat à la Maison Dubois. Notre cher maître et ami, M. le Dr Faisans, dont nous fûmes ensuite l'interne, nous a fait profiter largement de son enseignement clinique si recherché. Mais nul plus que lui ne nous prodigua des témoignages de sympathique intérêt dans les heures difficiles ; nul ne nous donna de plus utiles conseils. Nous sommes heureux de l'en remercier aujourd'hui.

Nous devons beaucoup à nos deux derniers maîtres dans l'internat, MM. les Drs Berger et Péan.

Notre excellent maître, M. le Dr Berger, nous a fait aimer par son exemple la chirurgie consciencieuse et soucieuse du diagnostic. Ses leçons qui nous furent si profitables, sa grande affabilité l'ont placé pour nous au rang des maîtres préférés.

Nous avons eu l'honneur en terminant nos études, d'être l'interne de M. le Dr Péan. Nous sommes fier de la confiance qu'il nous a témoignée dans son service. Tous ceux qui savent de quels soins notre illustre maître sait entourer l'éducation de ses élèves, comprendront que nous soyons plein de reconnaissance envers lui. Nous nous efforcerons de conserver les belles traditions chirurgicales qu'il a bien voulu nous enseigner.

Nous prions M. le Dr Richelot et M. le Dr Broca de vouloir bien agréer nos remerciements pour les indications qu'ils ont daigné nous donner et les observations inédites qu'ils ont consenti à nous communiquer.

Nous remercions aussi tous ceux qui nous ont, à des titres divers, donné de leur savoir ou de leur sollicitude, MM. les Drs Th. Anger, H. Martin, Poirier, Talamon, Netter, André Petit, Renaut.

Notre collègue M. le Dr Pilliet a bien voulu mettre sous nos yeux toutes ses préparations si démonstratives, avec une complaisance dont nous le remercions vivement.

Notre ami, M. le Dr Vignalou et M. Strohëker nous ont obligé en nous prêtant leur concours pour la traduction des langues étrangères.

Que M. le professeur Terrier, qui nous a fait le grand honneur d'accepter la présidence de cette thèse, veuille bien recevoir l'hommage de notre respectueuse gratitude.

# CHAPITRE PREMIER

## Aperçu historique.

La forme tuberculeuse de la typhlite a été signalée dès 1843 par Valy et en 1844 par Bodard. La maladie a été vue également par Blatin, Barre, Paulier, Damaschino.

Leudet, en 1859, faisant des recherches sur l'ulcération et la perforation de l'appendice, a rencontré si souvent la tuberculose, qu'il en vint à nier la grande influence des calculs et des corps étrangers comme cause d'appendicite.

En mai 1869, M. Duguet en cite des cas à la Société de biologie.

Lasègue a le mérite d'avoir tout spécialement insisté sur sa fréquence, à une époque où l'attention n'était pas portée sur ce sujet : « toute pérityphlite à rechutes qui évolue à froid, professait-il, doit éveiller l'idée de la tuberculose ».

Mais il n'exprimait ainsi, nous devons bien le dire, qu'un simple pressentiment basé sur sa grande expérience clinique et auquel tout contrôle histologique faisait défaut. Il a fallu les progrès réalisés dans ces dernières années par la chirurgie abdominale pour démontrer la justesse de cette proposition à laquelle nous aboutissons aujourd'hui et son importance médico-chirurgicale. Il est donc vrai de dire que l'histoire de cette forme de localisation tuberculeuse est toute récente et l'on ne peut s'empêcher de s'étonner du nombre considérable de faits qui viennent de surgir tout à coup dans la littérature médicale, au lendemain des discussions ardentes soulevées entre les chirurgiens au sujet des pérityphlites et des appendicites.

Il suffit de prendre connaissance des longs débats qui occupèrent plusieurs séances de la Société de chirurgie vers la fin de 1890, pour

doit être établie par l'union de la clinique avec les recherches micro-bactériologiques et par les inoculations aux animaux.

C'est dans ces deux dernières années que les premiers travaux importants sur cette question ont commencé à paraître. Ils ont tous été suscités par les opérations chirurgicales qui se sont multipliées à de courts intervalles. Nous citerons tout d'abord le mémoire de MM. Hartmann et Pilliet (juillet 1891. *Bull. Soc. anat.*), les communications ultérieures de M. Pilliet et de M. Broca, enfin un dernier cas de tuberculose iléo-cœcale de Broca et Hartmann (*Bull. Soc. anat.*, 4 mars, 1892). A l'étranger, citons les travaux de Hochenegg (de Vienne), les mémoires de Salzer (1892), de Sachs (1892), de Roux (1892).

En même temps que la nature de la maladie était démontrée, du même coup l'efficacité du traitement chirurgical se trouvait établie par une heureuse série d'interventions :

Au congrès chirurgical de l'Association médicale italienne de Padoue (septembre 1889), Levi rapporta une observation de résection du cœcum, faite le 1er avril 1887, par Bassini, pour un *lympho-sarcome* de cet intestin, de la valvule et de l'iléon, avec succès complet et durable. C'est, croyons-nous, le premier exemple de ces interventions non préméditées, dont nous avons eu au début plusieurs preuves et qui ont passé pour des guérisons de cancer. Nous pouvons en tous cas considérer ce premier fait comme très suspect.

Le deuxième cas appartient à Suchier (1er novembre 1887), qui opéra heureusement la résection presque totale du cœcum, pour une tumeur qu'il soupçonnait tuberculeuse, mais qui affectait les allures d'un cancer.

C'est aussi, croyant avoir affaire à une tumeur maligne du cœcum, que Bouilly, le premier en France, pratiqua avec succès la résection totale de l'angle iléo-cœcal (6 décembre 1887). Depuis, de nombreux opérateurs, tant en France qu'à l'étranger, ont persévéré dans cette voie avec un égal bonheur ; quelques insuccès survenus dans les cas graves ne sauraient déparer la statistique déjà fort belle que l'on peut établir. Nous nous bornerons à citer Billroth, qui possède de nombreuses guérisons, Gussenbauer, Kœnig, Czerny, Socin ; en France, Terrier, Péan, Reclus, Richelot, Broca et Hartmann. Tout récemment, avons-nous appris, M. Walther a dû résé-

juger, par un coup d'œil rétrospectif, de la différence d'interprétation que peuvent subir certaines observations qualifiées *appendicites* sans preuves suffisantes. Cette tendance à charger l'appendice vermiforme de tous les méfaits, y est combattue cependant par quelques rares chirurgiens.

M. Marchand cite une observation, avec examen nécropsique, dans laquelle il trouva une ulcération du cœcum de nature probablement tuberculeuse ; il déclare que s'il admet, avec Fix, Fenwick, Matterstock, etc., l'origine presque toujours appendiculaire des typhlites et des abcès de la fosse iliaque, il n'en est pas moins vrai que les lésions du cœcum, comme il vient d'en donner la preuve, continuent à revendiquer pour une petite part leur importance étiologique.

C'est dans la séance du 24 février 1892 que la question de tuberculose est nettement posée pour la première fois par le professeur Terrier, qui mentionne deux faits de sa pratique.

Le 23 mars, M. Richelot reprend la question et insiste beaucoup sur la fréquence des lésions isolées du cœcum, opposées à celles de l'appendice. Ce petit organe n'est pas toujours en cause ; selon lui, le cœcum peut être seul malade, ou tous les deux en même temps ; et parmi les lésions qui les atteignent ensemble ou séparément, il en faut noter une qui a été très négligée, bien qu'elle soit connue d'ancienne date, c'est la tuberculose. Il fait observer que les chirurgiens n'ont guère vu ces lésions ; les Anglais et les Américains ont opéré un grand nombre d'appendicites à rechute ; Trèves, Norman Bridge, qui attaquent systématiquement tous les cas à répétition, Elliot, Dennis ne parlent pas d'intervenir dans la typhlite tuberculeuse. Même silence de Kümmel et d'autres au Congrès de Berlin de 1890. « Je ne suis pas sûr, dit-il, que nombre d'auteurs, croyant opérer des appendicites ou des pérityphlites vulgaires, n'aient pas méconnu leur véritable nature ; et cela n'aurait rien d'étonnant, car dans beaucoup de cas, on ouvre un abcès sans trouver, ni même chercher l'appendice, sans pouvoir explorer minutieusement la paroi cœcale. » Il se déclare en terminant un peu effrayé des détails nouveaux qui surgissent et des points nombreux qui sont encore obscurs dans cette vieille question.

Dans la même année, au mois de juin, M. le professeur Terrier, pour la deuxième fois, signale les appendicites tuberculeuses, si différentes par leur marche et leur terminaison. Il dit que leur existence

quer l'appendice dans un cas grave de péritonite par perforation, qui s'est terminé par la mort; or, l'examen a démontré qu'il s'agissait d'une ulcération tuberculeuse de cet organe. Les deux résections les plus étendues, suivies de guérison, actuellement connues, appartiennent à MM. Roux, de Lausanne et A. Broca. On en trouvera la relation à la fin de ce travail.

Enfin M. Lejars vient d'ajouter un nouveau succès à cetts liste, par une opération de résection totale du cæcum, dont les détails seront ultérieurement publiés.

# CHAPITRE II

## Anatomie pathologique.

I. — Lésions macroscopiques. — M. Duguet, qui s'est occupé un des premiers de la typhlite tuberculeuse, se borne à une description rapide des lésions, qui consistent, essentiellement, dit-il, dans « l'ulcération du cœcum et de la valvule iléo-cœcale, ainsi que dans la propagation au tissu sous-péritonéal qui est en rapport avec le cœcum et au péritoine sous-jacent lui-même ». On trouve dans le traité de la phtisie pulmonaire d'Hérard, Cornil et Hanot, une description des lésions où se trouve notée la participation de l'appareil lymphoïde du cœcum et de l'appendice dans le processus tuberculeux et l'infiltration du tissu conjonctif par des cellules embryonnaires parsemées de granulations. Mais ces auteurs ont surtout étudié les ulcérations tuberculeuses des phtisiques; or, nous le verrons, toute autre est l'évolution de la tuberculose chronique locale de la région iléo-cœcale qui nous occupe, survenant chez des sujets le plus souvent indemnes de toute autre manifestation tuberculeuse. La description complète en a été donnée par Hartmann et Pilliet, et c'est à leur mémoire à la Société anatomique que nous avons emprunté pour la plupart les détails suivants :

Dans cette forme de tuberculose cœcale peu connue, qui se traduit cliniquement par des symptômes, soit d'appendicite chronique, soit le plus souvent de cancer de la région, les lésions anatomiques ont à l'œil nu un aspect tout spécial ne rappelant en rien les altérations tuberculeuses et simulant à s'y méprendre un cancer. Il est donc certain qu'un grand nombre d'observations publiées comme cancer du cœcum, lymphosarcome du cœcum, répondaient en réalité à des cas de tuberculose chronique.

Bien loin de déterminer, comme les autres variétés d'ulcérations tuberculeuses de l'intestin, un amincissement des tuniques à leur niveau, cette forme toute spéciale est caractérisée par un épaississement des tuniques très marqué; de là, formation d'une tumeur, d'autant plus qu'il se dépose autour du cœcum *une masse scléro-adipeuse* épaisse et résistante qui, à l'ouverture du ventre, évoque l'idée d'un néoplasme.

Sur les sujets ayant succombé à cette affection, sans qu'il y ait eu intervention chirurgicale, comme à l'examen des pièces que nous avons eues sous les yeux, le cœcum se présente sous forme d'une masse volumineuse, souvent entourée d'une grande quantité de ganglions caséeux du volume d'une lentille à celui d'une noisette. Cette masse se continue parfois sous forme d'un chapelet ganglionnaire qui remonte le long de la colonne vertébrale, atteignant jusqu'au pancréas; ces ganglions sont rouges, violacés et présentent quelques foyers caséeux.

La tumeur ainsi formée, dans les cas où les lésions sont anciennes, présente des adhérences multiples avec les organes contenus dans la fosse iliaque, ce qui rend très pénible sa décortication. Parfois on la voit se prolonger jusque dans le petit bassin; dans les cas extrêmes, il est impossible de reconnaître le cœcum déformé, bosselé et fusionné avec les anses voisines de l'intestin grêle qui lui sont adhérentes. Plus rarement on observe des adhérences avec le péritoine de la paroi abdominale antérieure, qui glisse habituellement sur la tumeur. Il n'en est pas de même lorsque les lésions ont occasionné un abcès ouvert à l'extérieur; les trajets multiples que l'on a vus se former dans ces cas achèvent de modifier les rapports normaux et rendent l'orientation difficile.

Mais sur beaucoup de pièces, les lésions n'atteignent pas ce degré et l'on a sous les yeux une *tumeur limitée*, pesante, constituée par un énorme épaississement des parois, soit du cœcum, soit de son appendice, fréquemment des deux à la fois et remontant dans la plupart des cas jusqu'à la terminaison de l'iléon, tandis que, par son extrémité opposée, elle envahit le côlon ascendant, l'angle du côlon et usqu'à la moitié droite du côlon transverse, dans quelques faits cités. En un mot, *l'angle iléo-cœcal* se trouve être dans la grande majorité des cas le siège de cette dégénérescence tuberculeuse de l'intestin.

Si l'on ouvre la tumeur extraite de l'abdomen, en suivant son grand axe, on se rend compte de l'hypertrophie énorme qu'ont subie ses parois devenues calleuses et comme lardacées et l'on observe alors les aspects les plus divers; tantôt il existe un rétrécissement très prononcé au niveau même de la valvule, un véritable pertuis admettant difficilement l'extrémité du petit doigt ou un tuyau de plume; dans ce cas, l'iléon est fortement dilaté, jusqu'à dépasser le calibre du côlon, tandis que ce dernier est revenu sur lui-même; tantôt les rétrécissements sont multiples, comme dans une autopsie de Pilliet, où le cœcum n'était plus représenté que par une sorte d'ampoule, du volume d'une petite orange, à parois rigides, interposée entre les deux intestins, sans trace de valvule de Bauhin. D'autres fois enfin, comme dans un cas de Billroth (obs. VII), la disposition est plus irrégulière encore et l'on trouve dans la paroi postérieure une cavité diverticulaire, remplie de matière gélatineuse et qui paraît formée par l'appendice isolé et dilaté à la suite du processus ulcératif de la muqueuse.

L'aspect macroscopique de la muqueuse est en effet assez particulier à ce genre de lésions et a pour caractéristique *l'ulcération*.

Du côté de l'iléon, on peut trouver un plus ou moins grand nombre d'ulcérations annulaires et dans ce cas, elles sont de plus en plus profondes à mesure qu'on se rapproche du cœcum, c'est-à-dire du siège de l'ancienne valvule, remplacée par une languette rigide, ou même complètement détruite.

L'ulcération du cœcum affecte d'habitude des dimensions plus grandes; elle est souvent unique et se limite du côté du côlon par un bord serpigineux, au contact duquel la muqueuse se trouve bourgeonnante et hypertrophiée.

On trouve à l'état frais, au milieu de ces bourgeons, des points blancs opaques bien nets, qui sont des tubercules caséeux du volume d'une tête d'épingle. Ils ne sont pas ulcérés, mais enfouis dans le chorion et recouverts par les glandes. L'ulcération isole par places un petit fragment de muqueuse et le découpe en une série de petites languettes papillaires, qui restent groupées en bouquet et présentent un aspect spécial, comparable à celui de certaines tuberculoses chroniques du larynx. Il se forme de la sorte des plis muqueux rigides qui rayonnent de la valvule dans des sens opposés et masquent les ulcérations.

Tous les auteurs ont signalé cet aspect *villeux* et comme *verruqueux* de la muqueuse du cœcum examinée à l'œil nu, aspect si éloigné en apparence de celui de la tuberculose.

II. — Examen histologique. — Les coupes ont été examinées après durcissement sous l'action du liquide de Müller et l'alcool, complétée par celle de la gomme et l'alcool.

La *muqueuse* présente un fort épaississement qui porte surtout sur le chorion, souvent épais de près d'un centimètre. Cet épaississement est régulier et égal sur toute l'étendue de la tumeur. Les vaisseaux sont extrêmement dilatés, gorgés de sang. Le *revêtement épithélial fait complètement défaut*, ainsi que la majorité des glandes en tube. On voit de place en place des follicules tuberculeux allongés et la comparaison de leurs figures peut permettre de les regarder comme des glandes en tube transformées. Les produits caséeux sont déposés suivant une direction qui représente l'axe de la glande. Tout autour existe une infiltration embryonnaire énorme qui transforme complètement le tissu et lui donne un aspect véritablement *sarcomateux*.

D'autres follicules plus profonds sont caractérisés par ce très petit développement de la masse caséeuse et par la grande abondance des cellules embryonnaires. Il n'y a ni cellules géantes, ni cellules épithélioïdes. Ces follicules plus profonds paraissent dériver de la transformation des glandes lymphatiques, car il est impossible de retrouver sur les coupes ces éléments avec leur forme normale ; tous ces follicules sont noyés dans une nappe discontinue de cellules embryonnaires. *Cette infiltration embryonnaire* occupe la place de la sous-muqueuse et se poursuit jusque dans la couche musculeuse dont elle dissocie et isole les faisceaux, de telle sorte qu'on ne peut plus reconnaître la disposition générale des fibres.

Les *villosités* de la muqueuse, détruites complètement au niveau des ulcérations, sont augmentées de volume et de forme pyramidale sur leurs bords. Elles paraissent formées par la fusion entre elles de villosités plus petites. Leur tissu est presque uniquement composé de cellules étoilées dont les prolongements forment un réseau à mailles chargées d'une quantité considérable de cellules rondes non dégénérées. On voit courir dans ce tissu un *réseau vasculaire exubérant,* dont les branches se groupent pour former de petites houppes turgides à la surface des villosités.

Les *glandes* de Lieberkühn, également absentes à la surface des ulcérations, sont nombreuses sur les bords, où elles occupent la base des villosités ; elles sont atrophiées, flexueuses ou ailleurs kystiques et comparables aux glandes acineuses du pylore. Leurs cellules ont perdu leur plateau ; la membrane d'enveloppe persiste, mais ses noyaux sont prolifćrés. Somme toute, les végétations signalées sont principalement composées de cellules embryonnaires infiltrant le réticulum intestinal et de vaisseaux capillaires abondants très dilatés.

Dans la *sous-muqueuse* se trouvent des amas lymphoïdes, situés au-dessous du muscle de Brücke, qui soulèvent la surface de la muqueuse et se présentent sous deux types : les uns composés de cellules nombreuses, colorées de façon intense par les réactifs, dont les éléments n'ont pas de contours nets et paraissent fondus. Les autres présentent deux couches : l'une externe, composée de ces mêmes cellules, l'autre interne plus claire, formée de cellules rondes dans du tissu réticulé. Tous ces éléments représentent pour Pilliet, soit des thromboses lymphatiques composées de leucocytes en voie de nécrose plus ou moins avancée, ce qui explique leurs deux couches, soit des petits foyers apoplectiques succédant à la transformation complète des follicules lymphatiques dégénérés.

Voici comment le même auteur interprète la genèse des ulcérations : celle-ci se ferait par la soudure des nodules lymphoïdes et leur évolution vers la tuberculose caséeuse. Cette soudure étant inégale, il en résulte que certaines portions de muqueuses sont respectées ; elles bourgeonnent et s'enflamment : d'où la formation de ces saillies superficielles caractéristiques. Ce qui semblerait prouver qu'il en est bien ainsi, c'est qu'il n'y a pas de tubercules caséeux ouverts partout où la muqueuse est complètement tombée ; en ces points, la musculeuse est laissée complètement à nu.

La *couche musculeuse* est considérablement épaissie, nous avons montré ses faisceaux dissociés par l'infiltration embryonnaire ; ajoutons qu'il y a prolifération vraie des cellules lisses. La trame de cette tunique est résistante ; elle est traversée par des vaisseaux dont l'endothélium est tuméfié et proliféré ; beaucoup sont remplis de leucocytes. La couche superficielle est pourvue d'un mince feston, composé de cellules rondes, dont les plus superficielles sont en partie nécrosées ; ce revêtement, comparable à celui de la paroi des abcès, recouvre directement le muscle.

La couche musculeuse est dépourvue de follicules tuberculeux.

La *couche sous-séreuse* seule contient de *véritables tubercules*, du volume d'une tête d'épingle à celui d'un pois, formant une couche ininterrompue et bosselant la paroi péritonéale. Ils présentent les caractères du tubercule massif, à contours irréguliers, à cellules géantes, à centre fibro-caséeux comme dans l'intestin grêle. Ainsi qu'ailleurs, leur zone la plus interne est formée par un plus ou moins grand nombre de cellules géantes d'origine vasculaire. Mais ce qui les distingue, c'est qu'ils sont à *évolution fibreuse*. Ce sont ces tubercules fibreux qui donnent à la paroi sa rigidité. De nombreux lobules adipeux séparant les tubercules, viennent compléter l'épaississement des tuniques. Cette dernière couche contient aussi des bandes de sclérose ; les lymphatiques sous-séreux sont énormément dilatés et thrombosés par endroits.

Les *ganglions* sont transformés en tubercules massifs énormes et l'on ne rencontre des cellules géantes que sous la capsule doublée par une traînée de cellules embryonnaires.

L'étude qui précède montre la différence qui sépare ces lésions des ulcérations tuberculeuses vulgaires ; les follicules tuberculeux sont relativement rares ; on n'en trouve presque pas dans la sous-muqueuse ; ils siègent presque exclusivement sous le péritoine. Au contraire il existe une infiltration embryonnaire qui débute au-dessous des villosités et traverse la couche musculaire en dissociant ses faisceaux. Ces caractères anatomiques, qui sont propres à la tuberculose lymphoïde du cœcum, ont été comparés par plusieurs auteurs à ceux du lupus.

Suivant Hartmann et Pilliet, l'ulcération tuberculeuse exposée ici, comme à la peau, à des contacts divers, serait le siège d'infections secondaires qui aboutiraient au développement d'une tuberculose atténuée.

Nous verrons *au chapitre suivant* que des considérations sérieuses justifient cette manière de voir.

# CHAPITRE III

## Étiologie. — Pathogénie.

La tuberculose chronique de l'angle iléo-cœcal est une maladie très fréquente ; nous n'en voulons pour preuve que la multiplicité des faits rapportés depuis que la question est à l'ordre du jour et le nombre bien plus considérable encore de typhlites d'origine obscure dans lesquelles la tuberculose n'a pu être que soupçonnée.

Nous dirions volontiers que parmi ces localisations viscérales du bacille de Koch, en dehors de l'appareil respiratoire, la région du cœcum occupe le premier rang : elle est un *lieu d'élection* pour la tuberculose. C'est là et au sommet des poumons que nous trouvons à l'autopsie les traces persistantes de la maladie chez les tuberculeux guéris. En outre, sous le rapport de la fréquence, la tuberculose laisse bien loin derrière elle le cancer, et cette considération a bien son importance au point de vue de la diagnose.

Le *sexe masculin* semble particulièrement prédisposé, puisque sur 30 observations que nous avons rassemblées, nous trouvons 23 hommes et 7 femmes. C'est dans l'*âge* moyen de la vie qu'on la rencontre le plus fréquemment ; mais elle atteint aussi les enfants et les adolescents ; plusieurs cas concernent des sujets de 10 à 12 ans. Au-dessus de 40 ans, elle devient plus rare ; mais on l'observe également passé cet âge. L'influence de certaines professions peut être notée dans plusieurs observations (Suchier, obs. III); on conçoit, en effet, que des pressions continues et plus ou moins violentes, exercées sur certaines régions de l'abdomen, finissent par créer chez les individus prédisposés un « locus minoris resistentiæ ». C'est de la sorte que nous interprétons l'action des *traumatismes*, qui se trouve mentionnée, comme cause occasionnelle, dans un petit nombre de cas.

Certaines *maladies générales* ou *locales* semblent jouer uu grand rôle comme cause prédisposante et se retrouvent dans les antécédents des sujets ; ce sont la *fièvre typhoïde*, les *inflammations intestinales* du jeune âge, la *dysenterie* (Péan, obs. I). Cette dernière, surtout dans sa forme chronique, caractérisée par des ulcérations folliculeuses multiples, crée un danger permanent d'infection tuberculeuse chez les sujets qui en sont atteints.

Moty a signalé plusieurs cas de tuberculose intestinale chez des marins qui avaient eu la dysenterie en séjournant aux colonies. Les *corps étrangers* qui sont une cause si fréquente de la typhlite ordinaire sont aussi la cause indirecte de typhlites tuberculeuses (voir à cet égard l'obs. VI, Hudson). Pour les mêmes raisons, *les entérites aiguës et chroniques* de causes diverses se traduisent par des lésions de la muqueuse qui diminuent sa résistance aux agents d'infection locale. Enfin la *constipation* habituelle agit à la fois en entretenant une irritation chronique et en prolongeant le contact avec la muqueuse malade de matières souvent propres à la contaminer. En effet, la *doctrine de l'infection*, qui domine aujourd'hui toute la pathologie, n'a jamais été plus aisée à soutenir ; car il est démontré que les ingesta sont l'un des modes les plus ordinaires de la pénétration des germes dans les voies digestives.

C'est par le *lait* en particulier, les *viandes*, les *crachats tuberculeux* qu'elle s'effectue.

Nous ne nous étendrons pas sur ces données qui sont aujourd'hui de notion courante depuis les expériences de Klebs, Chauveau, Toussaint et Boulley. Il convient toutefois de faire remarquer la résistance des bacilles à la destruction, résistance qui est telle que MM. Strauss et Gamaleia ont pu, en inoculant à des animaux des cultures de bacilles de Koch ayant séjourné suffisamment longtemps dans l'étuve à 125°, reproduire de véritables tubercules où l'on retrouve des bacilles morts (*Archives de médecine expérimentale*, 1891).

Or la coction habituelle des aliments, qui varie entre 50° et 80°, est insuffisante pour détruire les germes. Le mode de contamination par les crachats tuberculeux, que les malades atteints de tuberculose pulmonaire avalent, a été signalé à plusieurs reprises. La question a été étudiée par M. Girode dans sa thèse inaugurale (1891). Cet auteur rappelle que les matières bacillifères, après avoir traversé rapidement l'œsophage, arrivent dans l'estomac, où le suc gastrique, acide exercerait, suivant l'opinion de Koch, une influence nocive sur la vitalité des bacilles et les détruirait pour la plupart. On sait de plus maintenant que le micro-organisme de la tuberculose est accompagné de spores douées d'une grande résistance et qui lui survivent pour aller coloniser dans des portions plus inférieures de l'intestin, où elles trouvent deux autres points rétrécis favorables à leur germination, la *région de la valvule iléo-cœcale* et la *région anale*.

Ne voyons-nous pas d'ailleurs le cancer affecter les mêmes sièges et se développer de préférence au niveau de la valvule iléo-cœcale ? Et si ce dernier se développe plus fréquemment dans la région stomacale, ne peut-on penser que ses germes, virus ou microbes, offrent une résistance supérieure à l'action des sucs digestifs et qui est due à des conditions biologiques ou chimiques différentes ? Pour la tuberculose comme pour le cancer du reste, la muqueuse de l'estomac atteinte de catarrhe chronique peut se trouver sans défense (Cohnheim) et l'on voi' naître des gastrites ulcéreuses chroniques de nature tuberculeuse (Spillmann. *Tub. du tube digestif.* Paris, 1878).

La question de l'*entérite prétuberculeuse* a été successivement traitée par Rilliet et Barthez, puis par Fonssagrives et Hanot ; la desquamation épithéliale de la muqueuse dont elle s'accompagne en fait une condition importante, sinon indispensable de l'infection. Ces notions nouvelles sont venues remplacer les théories sur la propagation par la voie sanguine, qui semble plus spécialement préposée à la formation des tubercules sous-séreux et à la dissémination des lésions dans la tuberculose péritonéale.

Mais ces considérations, qui ont donné lieu à de vives discussions, s'appliquaient exclusivement aux tuberculeux atteints secondairement d'entérite tuberculeuse, compagne habituelle de la phtisie pulmonaire.

Notre étude poursuit un autre objet, à savoir la détermination des causes de l'arrêt et du développement des bacilles de Koch dans certaines régions du tube intestinal, en particulier dans la région iléocœcale, pour y donner naissance à des foyers de tuberculose chronique à évolution toute spéciale, chez des sujets nullement entachés de tuberculose. Cette même étiologie est-elle acceptable ? Ou bien nous faudra-t-il avoir recours à d'autres arguments ?

Commençons par rappeler que la possibilité de la tuberculose intestinale d'emblée a été mise hors de doute par des autopsies concluantes. Parrot en cite un cas. M. Girode en a rapporté plusieurs dans son étude de l'intestin chez les tuberculeux. Plusieurs des autopsies qui suivent nos observations confirment ce fait établi depuis longtemps. A cet égard, la loi de Louis souffre de nombreuses exceptions et il n'y a pas lieu d'être plus surpris qu'on ne le serait en constatant l'intégrité des poumons chez un homme atteint d'arthrite fongueuse. Nous n'ignorons pas que des lésions tuberculeuses latentes peuvent échapper à l'exploration la plus minutieuse et qu'à l'autopsie, l'examen de certains organes souvent négligés, tels que les ganglions du médiastin, a causé plus d'une surprise. Mais nous ne pouvons manquer d'insister sur ce fait que, dans la presque totalité des cas types que nous avons étudiés et rassemblés, les malades ne paraissaient nullement suspects de tuberculose et les moyens d'exploration actuels ont permis de s'assurer à différentes reprises de l'intégrité parfaite des organes thoraciques. Lorsqu'on a pu découvrir des lésions pulmonaires antérieures, celles-ci étaient généralement très discrètes ; une fois l'on a pu constater la phtisie fibreuse par l'examen nécropsique. Bien plus, il est souvent aisé, dans les cas où l'on a trouvé des lésions pulmonaires, de démontrer que celles-ci se sont développées nettement à la suite des lésions intestinales et à titre de complication. Ces constatations conduisent donc à reconnaître que la tuberculose peut se cantonner au cœcum, comme dans une articulation ou sur les téguments, pour s'y développer en un foyer primitivement isolé et dont la généralisation obéira aux lois qui président à la propagation des lésions tuberculeuses des viscères, suivant leur condition anatomique et la susceptibilité des sujets.

Ceci posé, quelles sont les circonstances qui favorisent l'infection ; par quelles voies s'accomplira-t-elle ?

On sait depuis les expériences de Villemin sur les lapins et les cobayes que des matières bacillifères ingérées peuvent produire des ulcérations spécifiques du tube digestif, sans aucune lésion antérieure de la muqueuse intestinale ; l'infection est seulement plus sûre et plus rapide lorsqu'on mélange aux crachats virulents des parcelles de matières irritantes pour l'intestin. D'autres expérimentateurs assurent que les bacilles peuvent pénétrer directement dans l'épaisseur de la muqueuse à travers l'épithélium de revêtement. On ne saurait admettre cependant que ce fait se produise sur tous les sujets, chaque fois que les micro-organismes viennent à se trouver en contact plus ou moins prolongé avec la muqueuse des régions les plus exposées. La question de terrain et de prédisposition individuelle revient ici en cause et nous explique comment, malgré les dangers constants qui existent du fait de l'alimentation, la maladie n'exerce pas plus de ravages.

Si donc la pénétration du bacille, chez les prédisposés, à travers l'épithélium intestinal intact, est un fait indéniable, nous n'en serons pas moins portés à croire que des lésions antécédentes préparatoires sont nécessaires pour expliquer l'introduction du virus tuberculeux dans l'organisme chez les sujets qui ne sont pas prédisposés et d'ailleurs indemnes de toute autre tare de cet ordre.

En réalité, si nous nous bornons à interpréter les faits, nous voyons que l'inoculation a lieu à la faveur de lésions, que l'analyse de nom breux cas nous montre avec la plus complète évidence. Cette opinion semble du reste avoir prévalu ; mais nous ne pensions pas qu'il fût aussi souvent, sinon toujours possible de retrouver dans les antécédents du malade la confirmation de ces idées théoriques.

Ceci nous conduit aussi à admettre que la typhlite vraie, simple ou inflammatoire, est susceptible de créer des lésions qui ne prendront que plus tard les caractères des lésions tuberculeuses.

*La transformation de la typhlite simple en typhlite tuberculeuse* nous apparaît comme un phénoméne logique et que certains faits nous donnent comme très probable. Autant dire, et c'est notre opinion, que la typhlite à répétition, après avoir débuté sous l'influence d'une cause banale, doit être très souvent entretenue par des lésions tuberculeuses surajoutées.

Les associations bacillaires sont l'objet d'études nouvelles qui ont déjà fourni d'intéressants résultats. Parlerons-nous de ce cas de Billroth (obs. X) où l'on trouva les lésions tuberculeuses greffées sur un cancer du cœcum ? Bien que des détails complets manquent sur les lésions histologiques que présenta ce cas unique, l'existence du bacille de Koch y fut nettement constatée, ce qui laisse à supposer que l'ulcération cancéreuse avait dû servir de porte d'entrée aux germes tuberculeux. Nous avons indiqué ailleurs l'hypothèse de tuberculose atténuée ou modifiée par des infections secondaires mise en avant par Hartmann et Pilliet, pour expliquer l'évolution spéciale de cette tuberculose iléo-cœcale chronique. M. le professeur Cornil, nous dit P. Reclus, dans un récent article (*Bull. méd.*, juin 1893), s'occupe actuellement d'étudier les lois de ces associations microbiennes et en particulier le rôle que joue le coli-bacille dans les typhlites dues à la présence de corps étrangers. D'autre part, nous avons rapporté une observation (VI, Hudson) dans laquelle on a pris sur le fait la coexistence d'ulcérations causées par des corps étrangers et du développement de la tuberculose au niveau même de ces ulcérations. Des deux inflammations, simple ou spécifique, quelle est celle qui a ouvert la marche? Nous croyons nous conformer à la vérité en jugeant que, dans ces circonstances, comme dans les précédentes, les bacilles ont élu domicile au niveau des ulcérations préexistantes, qui leur ont offert une surface de pénétration large et facile. Les corps étrangers, en effet, quelle que soit leur nature, n'ont-ils pas maintes fois prouvé qu'ils pouvaient se passer d'intermédiaire, et leur migration à travers les parois des organes les plus divers, n'est-elle pas notion commune? Ici donc, nous croyons que la typhlite ulcéreuse a été primitive, la tuberculose locale secondaire.

On peut se demander maintenant pourquoi les lésions sont si dissemblables au point de vue anatomique dans l'entérite tuberculeuse ordinaire et dans la tuberculose chronique de la région cœcale, les voies d'infection étant souvent identiques? C'est que dans le premier cas, les lésions n'ont pas le temps d'évoluer en profondeur; contemporaines de la phtisie avancée, elles se répandent dans tout l'intestin, peut-être grâce à des fermentations anormales qui affaiblissent et irritent la muqueuse, et le malade succombe de bonne heure aux progrès de la cachexie tuberculeuse. Dans le deuxième cas, au contraire, les lésions peuvent s'organiser et évoluent chroniquement d'une manière particulière, dans un milieu dont les conditions sont spéciales.

Quant aux voies suivies par les bacilles pour infecter l'économie, elles diffèrent sensiblement ici de ce que l'on voit sur d'autres organes et même à l'intestin dans les cas de généralisation tuberculeuse. Dans ces derniers, les tubercules semblent naître autour des vaisseaux. Nous nous contenterons à ce propos de rappeler les travaux de

Charcot, de Grancher et ceux de Cornil sur les tubercules de l'encéphale et des méninges.

Kiener a prouvé que les nodules tuberculeux forment des manchons périvasculaires fusiformes autour des capillaires sanguins et lymphatiques. Hippolyte Martin, étudiant sur le péritoine le siège et la structure des tubercules spontanés ou provoqués par l'inoculation, reconnaît que l'endothélium est conservé à leur surface ; il en conclut que le tubercule naît des cellules et des vaisseaux mêmes de l'organe et non de son épithélium. D'autre part, il affirme que le tubercule naît constamment aux dépens des vaisseaux artériels, veineux ou lymphatiques. Le tubercule serait au début une endovascularite; cette lésion, provoquée par une irritation spéciale de la paroi des vaisseaux, déterminerait l'extravasation d'un grand nombre de leucocytes qui forment de petites tumeurs sous l'endothélium vasculaire. Ces tumeurs sont des centres infectants, d'où rayonnent de toutes parts des cellules lymphatiques. Sur le péritoine, ces cellules cheminent entre les feuillets de la séreuse et vont former une multitude de foyers secondaires. Dans les organes plus complexes, dit-il, l'infection se propage par la voie lymphatique.

Nous n'avons rappelé cette description de l'infection par la voie des vaisseaux que pour l'opposer à celle que nous avons donnée d'après Pilliet au sujet de la région qui nous occupe.

Depuis la découverte du bacille spécifique, divers expérimentateurs se sont efforcés de prendre sur le fait les micro-organismes dans leur pénétration à travers la paroi muqueuse et leur progression dans l'épaisseur des tuniques de l'intestin.

Tout d'abord, Koch lui-même a constaté la présence des bacilles tuberculeux dans les granulations intestinales surtout récentes (1882-84). Dobroklonsky, reprenant les expériences de Villemin au laboratoire de M. le professeur Cornil, a démontré en expérimentant sur des cobayes, que les bacilles peuvent infecter un intestin normal, lors même que sa couche épithéliale reste intacte ; il admet la présence des bacilles dans les cellules épithéliales elles-mêmes. Plus tard, Tchistowitch (1889) a publié le résultat des recherches qu'il a faites également au laboratoire de M. Cornil. De son travail il conclut que la pénétration des bacilles se fait par les intervalles des cellules épithéliales des villosités, avec ou sans participation directe des leucocytes, qu'on rencontre entre les cellules et qui contiennent souvent des bacilles, alors que selon lui, les cellules épithéliales de la surface et celles des glandes n'en contiennent jamais. Actuellement ces deux opinions opposées restent en présence.

Une fois la couche épithéliale franchie, la progression dans l'intestin se fait *par la voie lymphatique* et non par la voie sanguine, ce qui est spécial à cette forme de tuberculose. Le contraire a lieu au foie, au voile du palais, etc...

Quant à la *couche musculaire*, elle semble former, d'après Tchistowitch, un filtre naturel qui s'oppose longtemps à la pénétration des bacilles dans la couche sous-séreuse et inversement, ainsi que le nombre des bacilles qui diminue vers la profondeur semble le prouver.

Toutefois, dans les ulcérations tuberculeuses de la muqueuse, les bacilles sont toujours infiniment plus nombreux que dans les tubercules sous-séreux, ce qui rend compte de la tendance à l'extension en profondeur du processus tuberculeux né à la surface de la muqueuse, comme c'est le cas lorsque l'infection s'est faite par le contenu de l'intestin.

D'un autre côté, les tubercules de la sous-séreuse, pauvres en bacilles, trouvent en la paroi musculaire un obstacle qui suffit à arrêter leur progression à travers les parois de l'intestin d'une manière encore plus efficace.

Aussi la tuberculose sous-séreuse se propage-t-elle, comme nous 'avons vu, de préférence en surface, en suivant les lymphatiques sous-péritonéaux.

Enfin la transformation caséeuse des tubercules dans l'intestin ne dépend pas exclusivement du nombre des bacilles et peut se produire avec une petite quantité de ces micro-organismes.

# CHAPITRE IV

## Symptômes.

Le tableau clinique de la tuberculose iléo-cœcale chronique n'a pas encore été présenté dans une vue d'ensemble.

Salzer s'est occupé d'établir quelques signes diagnostiques. MM. Hartmann et Pilliet, dans leur communication à la Société anatomique, ont bien insisté sur ce fait que l'on se trouve en présence d'une nouvelle forme de la tuberculose locale, bien distincte des ulcérations tuberculeuses communes des phtisiques et dont ils ont décrit les caractères anatomo-pathologiques de la manière la plus complète. Mais ils ont tiré des faits qu'ils avaient observés quelques conclusions cliniques trop hâtives, relativement à la tendance de la maladie vers la suppuration et la perforation, qu'ils considèrent comme exceptionnelle et suffisamment caractéristique de la typhlite de cause inflammatoire. Nous verrons, en effet, que dans ces conditions l'erreur a été commise et qu'en réalité la distinction clinique de ces deux principales variétés de typhlite n'est nullement aisée, d'autant qu'elles coïncident quelquefois, ainsi que nous l'avons signalé au chapitre précédent. Toutefois les exemples publiés sont assez nombreux maintenant pour que l'on puisse de l'étude d'un syndrome clinique assez complexe, déduire les signes les plus importants et les classer suivant leur valeur.

Il est bien entendu, nous ne craignons pas d'y revenir, que nous laisserons de côté les manifestations intestinales du reste le plus souvent diffuses qui s'observent au cours de la phtisie ; leurs signes, ainsi que nous l'avons rappelé, se fondent avec les autres symptômes de la phtisie confirmée, qui enlève les malades avant que les lésions aient eu le temps d'évoluer. Notre description ne s'adresse qu'à la tuberculose locale chronique primitive de la région iléo-cœcale. Nous n'attachons à ce mot : « primitif » qu'une signification purement clinique, sans tenir compte des cas où une tuberculose latente d'un autre organe ne se sera révélée par aucun signe.

Période de début. — Celle-ci est en général remarquable par sa *lenteur*. Tantôt la maladie éclate en pleine santé, tantôt les malades ont eu plusieurs années auparavant des maladies locales ou générales qui ont laissé à leur suite une susceptibilité spéciale de l'intestin ; nous avons pu noter les gastro-entérites du jeune âge chez les adolescents, le choléra infantile, la fièvre typhoïde, la dysenterie, les diarrhées des pays chauds. Quoi qu'il en soit, la maladie s'annonce le plus souvent par des *douleurs abdominales* accompagnées de *troubles intestinaux* qui consistent dans des alternatives de diarrhée et de constipation. Ces douleurs peuvent être vagues et de siège mal défini ; mais dans la majorité des cas, les malades se plaignent de *coliques violentes*, qui affectent la forme de crises répétées à des intervalles plus ou moins longs, accompagnées parfois de vomissements. Le maximum des douleurs occupe la moitié droite de l'abdomen ; plus rarement celles-ci sont diffuses et s'irradient dans tout le ventre. Bouilly a noté des irradiations dans la cuisse droite. On observe aussi du météorisme abdominal qui disparaît quand les coliques cessent. Ces crises douloureuses durent un jour, rarement davantage, et laissent après elles une sensibilité abdominale qui persiste pendant quelques jours, avec prédominance dans la *fosse iliaque droite*. Elles peuvent survenir irrégulièrement, ou affecter une périodicité, comme dans le cas cité de Roux (obs. XIX), où elles se montraient régulièrement au printemps et à l'automne. C'est souvent après l'une de ces périodes de crise que les malades s'aperçoivent de la présence d'une grosseur plus ou moins douloureuse dans la fosse iliaque droite.

Il est cependant des cas où ces coliques violentes font défaut et sont remplacées par des *douleurs sourdes* et progressives, dont le siège primitif est dans la région droite de l'abdomen, où elles se localisent. On a noté également des *troubles gastriques* comme phénomènes de début ; ce sont des crampes d'estomac ou de véritables douleurs gastralgiques, accompagnées ou non de vomissements et de coliques qui se manifestent surtout après les repas. La *diarrhée* du début n'affecte pas cette ténacité qui caractérise celle de l'entérite tuberculeuse ; elle cède assez facilement au traitement, de longues périodes de constipation lui succèdent.

Cette dernière peut même constituer à elle seule, l'unique symptôme de la maladie lorsque celle-ci s'annonce par des *signes de rétrécissement.*

Les malades racontent alors qu'ils ont dû faire un usage fréquent des purgatifs ; les périodes de constipation peuvent s'étendre au delà de huit jours. Dans trois cas, nous avons noté la *présence du sang* dans les selles. Celles-ci sont presque toujours dures, mêlées de matières muqueuses et ne contiennent pas de pus.

Le début *brusque* toutefois n'est pas rare et l'on assiste alors à des phénomènes de *péritonite circonscrite* qui reproduisent dans tous ses détails le tableau clinique de la typhlite et de la pérityphlite ordinaires : des douleurs éclatent soit à la suite d'un effort, soit sans cause connue. De la fièvre et des frissons surviennent et, quelques jours plus tard, une tumeur fluctuante vient saillir dans la fosse iliaque droite. L'abcès s'ouvre spontanément ou est incisé par le chirurgien, il s'écoule du pus souvent mélangé de matières stercorales et les phénomènes aigus s'amendent jusqu'au retour d'une nouvelle poussée. Parfois une fistule pyo-stercorale persiste à la suite d'abcès répétés et contribue à affaiblir le malade. On a sous les yeux le tableau de la typhlite à rechutes, comme dans ce cas de Gosselin, rapporté par Reynier (obs. XXV) et dans les faits de Terrier, Péan, Marchand et Broca (obs. I, XXIII, XXV, XXVII et XXX). Enfin trois fois les accidents ont débuté après un *traumatisme* direct de l'abdomen.

Période d'état. — Après une durée qui n'est jamais inférieure à quelques mois et peut aller jusqu'à dix ans et plus, des lésions définitives sont constituées, qui obligent les malades à recourir au chirurgien. Dès lors, c'est l'état local qui domine la scène ; voici quels sont les principaux signes que l'on observe :

Signes locaux. — A l'*inspection* du ventre, on trouve souvent un ballonnement assez accusé ; ou bien la paroi semble au contraire rétractée par la contraction des muscles abdominaux. Il est rare qu'il y ait une saillie à l'œil nu dans la région de la fosse iliaque droite. La peau ne présente le plus ordinairement aucune altération ; il en est autrement lorsque le patient a éprouvé auparavant des accidents de pérityphlite suppurée. Dans ce cas, un ou plusieurs *trajets fistuleux* s'ouvrent à une certaine distance au-dessus de l'aine droite et donnent soit du pus ou de la sérosité purulente généralement peu abondante, soit un écoulement pyo-stercoral, à odeur forte de matières fécales. On a même vu le pus se frayer un passage le long des parois du petit bassin vers la fosse ischio-rectale et s'écouler par un orifice situé au pourtour de l'anus (obs. XXVII).

Le pus qui provient de ces fistules présente l'apparence du pus des abcès froids ; cet écoulement est précieux comme moyen de diagnostic, car il peut contenir des bacilles spécifiques que l'on n'aura pas de peine à isoler des autres micro-organismes de la suppuration. Enfin notons comme tout à fait exceptionnel l'aspect de *sarcome ulcéré* que présentait la région dans le cas si remarquable du professeur Terrier (obs. XXVII) ; par suite de l'extension inusitée des lésions, il s'était développé un fongus énorme avec pertuis multiples qui en imposait pour une tumeur maligne (1).

PALPATION. — Avant toute exploration, on aura eu soin de vider l'intestin au moyen d'un purgatif ; cette précaution est indispensable pour que l'examen physique ait toute sa valeur. Si le malade se présente alors que les lésions sont demeurées profondes, la paroi abdominale étant intacte, ce qui est le cas ordinaire, la *palpation*, assez bien supportée, permet de reconnaître, au milieu d'une sensibilité générale de l'abdomen, une zone qui correspond à la région iléo-cœcale et où la pression réveille des douleurs plus accusées. Cette sensibilité locale, parfois très vive, peut ne pas s'étendre au delà des limites de la région malade.

Dans la plupart des cas (27 fois sur 30 obs.), surtout lorsque le malade est soumis à l'anesthésie chloroformique, ainsi qu'on s'y voit quelquefois obligé, on perçoit une *tumeur abdominale* siégeant dans la *fosse iliaque droite*. Pour bien l'explorer, il faut déprimer profondément la paroi abdominale relâchée ; on tombe alors sur une masse de consistance dure ou simplement rénitente, à surface inégale et bosselée, donnant la sensation d'un boudin allongé dans le sens lon-

---

(1) M. Tuffier vient d'observer le même aspect sarcomateux chez un de ses malades dont l'observation n'a pas encore été publiée.

gitudinal, et dans laquelle il est possible parfois de reconnaître la forme cylindrique du cœcum.

Le volume de la tumeur varie de la grosseur d'une noix à celle d'un poing d'adulte, d'une orange. Exceptionnellement elle atteint les dimensions d'une petite tête de fœtus ; mais il est difficile alors de lui assigner des limites précises. En cernant la tumeur avec les extrémités des deux mains opposées en divers sens, les doigts réunis, on arrive à bien apprécier sa forme, sa consistance, ses dimensions et ses limites.

En bas et en dehors, ces limites sont habituellement fort nettes ; c'est à deux travers de doigt environ au-dessus de l'arcade crurale que la tumeur paraît se terminer, tandis qu'elle côtoie à la même distance en dedans le bord saillant de l'os iliaque.

A la partie supérieure, les limites sont également nettes, si la masse est de petit volume ; elles sont plus difficiles à trouver lorsque l'induration se perd insensiblement sur les parois de l'intestin ou qu'elle remonte très haut au-dessous des fausses côtes vers la région hépatique.

En dedans, la délimitation est toujours moins aisée à faire, à cause de la tension des parois de l'abdomen qui gêne l'exploration ; on peut affirmer cependant que la ligne médiane est rarement atteinte par la production morbide. Il est fort rare aussi que la tumeur se prolonge dans le petit bassin ; cependant il en existe quelques exemples.

Si la masse indurée paraît quelquefois adhérer directement à la paroi abdominale antérieure, on est le plus souvent obligé, pour la sentir, de déprimer les anses intestinales qui l'en séparent et donnent un bruit de gargouillement en fuyant sous les doigts. La paroi est du reste généralement souple et elle glisse sur les parties profondes, toutes les fois où les limites de la tumeur sont bien nettes, cette dernière n'ayant jusqu'alors donné lieu à aucun accident de péritonite partielle.

Il n'en est pas de même profondément et, à part quelques exceptions, la tumeur adhère aux tissus et aux organes de la fosse iliaque. Elle ne paraît jouir d'une assez grande *mobilité* que dans le sens transversal ; elle est au contraire peu mobile dans le sens longitudinal. Il est enfin des cas heureux où elle est mobile dans toutes les directions ; on peut alors la soulever et lui imprimer des mouvements. La *fluctuation* vraie n'existe que dans le cas où il est survenu de la pérityphlite suppurée ; encore est-elle difficile à percevoir, puisqu'on n'en a pas trouvé par un examen attentif dans un cas où il y avait un foyer purulent péricœcal. Son absence n'a donc pas une valeur négative absolue au point de vue d'une collection purulente. Notre examen s'est borné jusqu'à présent aux cas où il existe une tumeur abdominale, ce qui est la règle.

Mais il peut n'exister qu'une *tuméfaction, un empâtement diffus* au niveau de la fosse iliaque, au-dessus de laquelle Routier a signalé le manque de dépressibilité de la paroi abdominale. Enfin tout peut se borner à la sensation d'un plastron abdominal induré, dont les limites se perdent insensiblement et qui indique généralement la participation des couches celluleuses de la fosse iliaque et l'extension des lésions à la région péricœcale. C'est dans de pareils cas que l'on peut surtout songer à l'inflammation simple du cœcum et de son appendice et les erreurs commises par des chirurgiens fort habiles montrent bien les difficultés du diagnostic.

La *percussion* de l'abdomen, lorsqu'il existe une tumeur plus ou moins volumineuse, permet de constater une *zone de matité* au centre de la masse ; cette matité diminue à mesure qu'on s'éloigne de la tumeur et le reste de l'abdomen donne la *sonorité tympanique* du météorisme. Dans un petit nombre d'observations, la tumeur, bien que dure et solide, était sonore dans toutes ses parties, ce qui s'explique fort bien, si l'on songe à ces dilatations ampullaires du cœcum aux parois épaissies et rigides que l'on a pu constater sur les pièces anatomiques.

Lorsqu'il existe un ou plusieurs trajets fistuleux venant s'ouvrir à la peau de la région iliaque, on pourra les explorer avec douceur au moyen d'un stylet ou d'une sonde cannelée et s'assurer de leur direction et de leur longueur, souvent très variables.

Chez la femme, le *toucher vaginal* viendra compléter les précédentes données et sera doublement nécessaire pour permettre de constater l'intégrité des organes pelviens, complètement indépendants de la tumeur et pour apprécier les connexions profondes de la tumeur qui ne descend du reste que fort rarement dans le petit bassin.

Dans l'un comme dans l'autre sexe, le *toucher rectal* ne sera pas négligé, car, s'il ne permet pas de remonter jusqu'à la tumeur, il peut néanmoins donner d'utiles indications pour le diagnostic. *Les ganglions de l'aine du côté droit* sont quelquefois hypertrophiés, ceux du côté opposé conservant leur volume ordinaire. Il n'est même pas impossible de sentir, distincts de la tumeur, les ganglions de la fosse iliaque, formant un paquet induré qui se perd en profondeur vers la région lombaire.

Les malades peuvent être atteints de tuberculoses locales diverses; parmi celles-ci nous relevons une fistule anale ancienne, des plaques de lupus de la face et du cou, des adénites axillaires, une arthrite du coude, une laryngite d'origine suspecte.

Signes fonctionnels. — Ceux-ci ne sont que l'exagération de ceux que nous avons signalés à la période de début. Les douleurs spontanées se répètent de temps à autre, escortées de troubles digestifs qui consistent dans la perte de l'appétit et des périodes de diarrhée, entrecoupées de périodes de constipation.

Les matières fécales sont presque uniformément dures; on n'y trouve pas de pus, mais seulement du mucus dans lequel les bacilles de Koch sont très difficiles à isoler par les procédés ordinaires.

On peut observer 4 ou 5 selles par jour, rarement plus, pendant les périodes de diarrhée, laquelle n'est jamais aussi tenace que dans l'entérite diffuse des tuberculeux. Rarement les selles ont contenu du sang, qui est alors en petite quantité et de couleur noirâtre ; M. Girode a insisté sur la fréquence de ce signe dans l'entérite tuberculeuse.

Dans les cas où l'obstruction a une marche rapide, les périodes de constipation sont très prolongées, dépassant une semaine et les douleurs après les repas acquièrent une grande intensité.

Les vomissements sont empreints parfois d'un caractère de fétidité tout particulier, sans toutefois être fécaloïdes, ce qui semble pouvoir s'expliquer par la stagnation des aliments dans un estomac dilaté, comme cela se voit fréquemment chez les gens atteints de typhlite (Bouchard).

Examen des organes thoraciques. — Le cœur a été trouvé sain dans toutes nos observations.

En examinant l'appareil respiratoire, on a constaté deux fois de la bronchite. La tuberculose pulmonaire n'a été notée que *cinq fois sur trente cas* ; encore s'agissait-il de lésions discrètes ou de signes suspects au niveau des sommets. Dans une observation de Hudson, comprise dans ce nombre, l'autopsie fit découvrir des tubercules récents provenant sans doute d'une auto-infection secondaire au cours de la tuberculose intestinale. Les poumons ne présenteraient donc des signes de la phymatose que dans un sixième des cas et encore, dans ces quelques faits, les lésions pulmonaires étaient-elles reléguées au second plan.

Les urines sont de quantité normale ; elles ne contiennent ni sucre ni albumine, mais on y trouve de l'*indican*, ainsi que dans tous les états où il se produit des fermentations pathologiques dans l'intestin.

L'état général reste satisfaisant pendant fort longtemps ; c'est à peine si l'on trouve chez certains malades de l'amaigrissement peu prononcé avec perte de l'appétit et diminution des forces. On a remarqué en plusieurs circonstances *un teint jaune cireux spécial* et même un teint subictérique (Billroth). Mais lorsque les lésions sont très avancées ou que le malade a eu à supporter les frais de suppurations prolongées, la mine est défaite, cachectique, il existe de la pâleur et tous les signes de la dénutrition à marche progressive.

La *fièvre*, que l'on note quelquefois, fait habituellement déf aut elle peut n'apparaître qu'au moment des poussées aiguës.


FORMES CLINIQUES. — On voit donc que la tuberculose iléo-cœcale, suivant les cas et suivant le degré de son évolution, se présente cliniquement sous deux formes principales : la *forme néoplasique* et la forme *typhlite à répétition ou appendicite.*

1° *La forme néoplasique*, la plus fréquente et déjà signalée par de nombreux auteurs, revêt les allures cliniques d'une tumeur. Sa ressemblance avec le carcinome de l'intestin en particulier prête à des erreurs difficiles à éviter. Elle est caractérisée par la présence dans la fosse iliaque droite d'une tumeur dont l'accroissement, ordinairement lent, peut cependant être parfois assez rapide, et s'accompagne de douleurs sous forme de crises de courte durée, mais très violentes, ou au contraire sourdes, térébrantes et continues.

Nous rappellerons l'histoire de ce malade qui accusait la sensation d'un « ulcère dans le ventre » et celle de cet autre, qui choisissait les aliments qui ne laissent pas de résidu et se constipait volontairement pour éviter les douleurs que lui causait le passage des matières dans son intestin.

Des signes de rétrécissement progressif, des troubles gastro-intestinaux achèvent le tableau clinique de cette forme. Les vomissements toujours alimentaires peuvent acquérir une fétidité particulière ; la rétention chronique des matières peut aller par exception jusqu'à l'obstruction complète.

2° *La forme de typhlite ou appendicite* simule l'inflammation du cœcum ou de son appendice. La tumeur véritable fait ici défaut, elle est remplacée par de l'empâtement sans limite ou de la simple tuméfaction. Mais on constate une douleur vive dans la fosse iliaque droite, avec ballonnement du ventre, constipation, vomissements fréquents. On peut parfois sentir le cœcum épaissi qui conserve sa forme et paraît distendu par les matières, comme dans la typhlite. A un degré plus avancé, on trouve tous les signes d'un phlegmon iliaque, sans oublier la fièvre et les frissons ; enfin si l'on examine le malade dans l'intervalle de deux crises, on pourra rencontrer aussi des trajets fistuleux survivant à quelque abcès récent.

La *marche* de la maladie est essentiellement *chronique*, souvent entrecoupée d'accidents aigus. Il n'est guère possible de lui assigner une *durée* moyenne, puisque nous voyons l'affection évoluer en un temps qui varie de six à sept mois à 10, 15 et 20 années.

Il n'y a pas, semble-t-il, de rapport constant à établir entre la durée de la maladie et sa gravité. Quoi qu'il en soit, lorsque l'affection est abandonnée à elle-même, la terminaison a lieu de la façon suivante :

On voit les lésions s'arrêter dans leur évolution ou céder à un traitement médical approprié, comme des exemples probants nous autorisent à le penser. Ou bien les signes de rétrécissement s'accusent, la nutrition s'affaiblit et le malade peut succomber par suite de l'inanition, comme dans toute autre tumeur obstruant l'intestin.

La propagation de la tuberculose au péritoine peut amener la mort par péritonite tuberculeuse. Il peut également survenir de la tuberculose pulmonaire, ou l'on voit s'aggraver des lésions anciennes des poumons ayant évolué d'une façon latente et le malade succombe à la cachexie tuberculeuse.

Enfin la mort peut aussi être la conséquence de l'une des *complications* que nous nous contenterons de signaler :

Par suite de l'évolution de la tuberculose, on peut voir se former des ulcérations qui finissent par perforer les parois intestinales et alors deux cas peuvent se présenter ; ou bien la perforation a lieu sans qu'il y ait eu adhérences préalables et le passage des matières fécales dans le péritoine provoque une péritonite suraiguë mortelle ; ou bien, et ceci est la règle, la perforation se trouve située en arrière, ou en bas et il se développe lentement dans le tissu cellulaire iliaque un phlegmon pyo-stercoral.

La *perforation* de l'appendice cœcal par des foyers tuberculeux s'observerait plus souvent qu'on ne l'avait pensé tout d'abord, et notre ami Pilliet, chef du laboratoire de clinique chirurgicale à la Pitié, vient de nous en communiquer un exemple qui appartient à M. Walther. Il en est sans doute de même du cœcum, malgré l'épaississement de ses parois, et les observations de fistules stercorales au cours de la tuberculose iléo-cœcale que nous avons pu réunir ne laissent aucun doute à cet égard.

Les *hémorrhagies* paraissent rares dans cette forme de tuberculose ; nous ne connaissons point de fait où elles aient été mortelles.

Lorsque la maladie a évolué vers la guérison, elle peut laisser à sa suite, à l'exemple de toutes les affections ulcéreuses de l'intestin, des cicatrices susceptibles de produire par la suite des cas de sténose fort graves.

Dans plusieurs des observations que nous rapportons à la fin de cette étude, le chirurgien a dû pratiquer la laparotomie pour des accidents d'obstruction complète de l'intestin ; ces interventions n'ont souvent été que le premier temps d'une opération plus radicale, la résection de l'intestin malade.

La pleurésie, en particulier la *pleurésie droite* peut s'observer ; elle serait même un excellent signe diagnostique.

L'*hydronéphrose* par compression de l'uretère a été mentionnée une fois par W. Sachs.

*Pronostic.* — Le pronostic de cette forme de tuberculose viscérale est devenu moins sombre, depuis que l'on a éprouvé la possibilité d'enrayer la marche extensive du mal, soit par des moyens médicaux, soit par une opération hardie qui supprime la cause même de la maladie.

Il ne faut cependant pas perdre de vue que l'affection est sujette à des récidives du fait même de sa nature et que l'on en a constaté, même après une intervention chirurgicale.

En général, plus cette dernière aura été complète et précoce, plus le malade aura de chance de survivre, sans avoir à craindre de rechutes. Dans les cas où les meilleures conditions sont réalisées, il semble que nous puissions compter sur une guérison absolue et définitive.

# CHAPITRE V

## Diagnostic.

En se plaçant au point de vue clinique, le diagnostic de cette affection devra être fait dans trois conditions principales :

1° Il y a tumeur.

2° Il n'y a pas tumeur, mais empâtement diffus, gonflement.

3° Il existe une ou plusieurs fistules dans la fosse iliaque droite.


I. — La première précaution à prendre avant tout examen est d'administrer des purgatifs, pour juger la question de la *tumeur stercorale*.

Cela fait, si la tumeur persiste, l'idée de cancer est la première qui s'offre naturellement à l'esprit, d'autant plus que le malade se présente avec un teint jaune cireux et un amaigrissement souvent très prononcés. Dans le cancer, comme dans la tuberculose, la tumeur siège dans les parois de l'intestin que l'on peut sentir parfois avec sa forme cylindrique allongée dans le sens vertical.

Certains symptômes, tels que la constipation prolongée, indice de l'obstruction chronique de l'intestin, souvent suivie de véritables débâcles, la présence de sang noirâtre dans les selles, l'engorgement ganglionnaire dans l'aine droite, l'absence de fièvre, peuvent contribuer à accentuer la confusion.

L'embarras du chirurgien peut être grand, il faut le dire, et l'erreur dans ces conditions a été plusieurs fois commise.

On se souviendra alors que dans le cancer, la marche est en général assez rapide et dépasse rarement la *durée d'une année* ; que les douleurs, dans les cas ordinaires, n'affectent guère un caractère très aigu, puisqu'on a pu voir des cancers évoluer d'une façon pour ainsi dire latente.

Au contraire, dans la tuberculose, l'appareil symptomatique est complexe, les douleurs, soit spontanées, soit provoquées par la pression, sont la règle; elles atteignent parfois une intensité frappante. On ne trouve que rarement du sang dans les selles. La tumeur n'est pas aussi souvent mobile. La marche est très lente, puisqu'elle peut atteindre jusqu'à quinze ou vingt années, et l'on voit parfois la maladie rétrocéder pour faire place à des périodes d'amélioration plus ou moins durables.

On n'oubliera pas d'interroger l'hérédité, soit cancéreuse, soit tuberculeuse. Quant à l'âge, le cancer s'observe chez les sujets qui ont dépassé 40 ans, la tuberculose atteignant de préférence les adolescents et les adultes.

L'erreur qui consiste à prendre pour de la tuberculose chronique un carcinome au début de son évolution aura moins d'inconvénient, puisqu'on a pu être ainsi amené à pratiquer l'ablation du cancer dans des circonstances exceptionnellement heureuses.

Il faudra rechercher la présence de *ganglions sus-claviculaires* (embolies cancéreuses) dans les cas où l'on soupçonne le cancer et celle de *ganglions axillaires* (lymphangites pleurales) dans les cas où la tuberculose paraît être en cause.

Signalons la présence de bacilles de Koch dans les selles, difficile à constater, il est vrai, mais qui permettra de se prononcer en faveur de la tuberculose.

En résumé, la longue durée de la maladie, sa fréquence plus grande comparativement à celle du cancer, la présence de douleurs vives spontanées ou provoquées, l'âge relativement peu avancé et la constatation de bacilles spécifiques dans les selles, sont les meilleurs signes différentiels de la tuberculose.

Le *lymphadénome intestinal* accompagne le plus souvent la lymphadénie généralisée, dont on trouvera les signes en explorant les régions ganglionnaires.

L'*adénite chronique des ganglions iliaques* succède habituellement, soit à une affection tuberculeuse du membre inférieur, soit à une lésion du même ordre siégeant sur le territoire lymphatique de ces ganglions. Mais ici les signes de rétrécissement feront défaut et le palper, en permettant de sentir un chapelet de ganglions indurés, mettra sur la voie du diagnostic. De plus, la tumeur formée par ces ganglions ne remonte jamais aussi haut que dans la maladie qui nous occupe.

L'erreur avec un *rein mobile* a été signalée dans une de nos observations ; on l'évitera en recherchant la mobilité dans le sens vertical, qui est ici beaucoup plus prononcée, la douleur spéciale à la pression, la forme échancrée de l'un des bords et quelquefois la vacuité de la fosse lombaire constatée par la palpation bimanuelle ou la percussion, enfin la possibilité de réduire la tumeur.

L'*hydronéphrose* se présente sous la forme d'une tumeur unilatérale, plus rapprochée de la ligne médiane, lisse, élastique sinon fluctuante, sujette à des variations de volume qui coïncident avec de la polyurie. Dans une de nos observations, la tumeur iléo-cæcale a provoqué par compression de l'uretère une hydronéphrose, qui est venue rendre le diagnostic particulièrement compliqué.

Bien que nous ne connaissions point d'exemple où l'erreur ait été commise avec les *tumeurs de la vésicule biliaire*, il pourrait se faire que dans le cas où le foie est abaissé, la vésicule distendue par des calculs ou envahie par une tumeur vienne faire saillie dans cette région. Mais la saillie qu'elle forme ne descend jamais aussi bas vers l'arcade de Fallope et l'on observe des signes fonctionnels qui attirent l'attention du côté du foie.

II. — Dans le deuxième cas, la tumeur fait défaut. La maladie se présente alors sous la forme de typhlite ou d'appendicite que nous avons décrite. Dans ces circonstances, il n'y a pas à proprement parler de diagnostic différentiel à établir. Ce qu'il faut, c'est préciser la nature même de la typhlite. Si l'on se rappelle ce que nous avons dit au chapitre étiologique sur les typhlites simples, devenues secondairement tuberculeuses et si l'on songe à la similitude des signes cliniques dans l'un et dans l'autre cas, on comprendra que la tâche soit difficile. Il faudra, pensons-nous, soupçonner la tuberculose toutes les fois que l'on se trouvera en présence de récidives fréquentes ou de passages à la chronicité. On parviendra quelquefois à se faire une opinion en interrogeant soigneusement les antécédents du malade, sans oublier les régions qui sont le plus souvent atteintes de tuberculoses locales ; en recherchant à *diverses reprises* le bacille de Koch dans les selles (en choisissant de préférence les parties glaireuses ou puriformes).

*L'entérite tuberculeuse* se distinguera par une diarrhée incessante, opiniâtre, ne cédant à aucun traitement et se manifestant dans les dernières périodes d'une phtisie pulmonaire, dont les signes auront absorbé l'attention.

Dans les débuts, au moment où le malade est en proie à des crises douloureuses, suivies de vomissements, les douleurs prédominant dans l'hypochondre droit, on pourrait à la rigueur songer à la *colique hépatique*. Mais celle-ci ne laissera pas après elle de la sensibilité persistante de la fosse iliaque et ne s'accompagnera pas des troubles intestinaux qui sont communs dans la tuberculose cœcale.

III. — Il existe une fistule purulente ou pyo-stercorale.

On peut se demander alors s'il ne s'agit pas d'une *pérityphlite suppurée* d'origine banale ou d'une *appendicite suppurée*, ayant laissé à leur suite des trajets fistuleux. Mais ici nous retombons dans les considérations exposées plus haut : la question de nature est la seule à trancher. Nous ajouterons cette remarque, que les fistules succédant au phlegmon iliaque péricœcal, ont une tendance plus grande à se fermer à la longue, tandis que les fistules tuberculeuses qui suivent les poussées inflammatoires aiguës demeurent souvent intarissables, malgré tous les moyens employés pour les guérir.

Les *abcès par congestion* ne peuvent guère prêter à la confusion ; ils s'ouvrent plus souvent au-dessous de l'arcade crurale ; le pus qu'ils fournissent est extrêmement abondant et n'est jamais mélangé de matières. L'origine vertébrale est du reste presque toujours révélée par un examen soigneux.

Nous en dirons autant de la *psoïte*, où l'on voit manquer bien rarement la flexion du membre inférieur avec rotation en dehors, accompagnées de douleurs excessives dans les mouvements communiqués.

Quant aux *fistules ostéopathiques* qui proviennent de l'os iliaque, elles s'ouvrent aussi plus bas, vers les régions ischiatiques ou la fesse, ce qui est probablement bien exceptionnel pour les fistules tuberculeuses du cœcum. Dans le cas où on observerait cette ouverture inusitée (obs. XXVII), on aura du côté de la fosse iliaque tout un ensemble de signes qui empêchera les recherches de s'égarer. Dans les faits peu nombreux où les fistules ostéopathiques s'ouvrent dans la fosse iliaque, il pourrait être très difficile de reconnaitre leur origine osseuse, même après un examen approfondi. Cette recherche devra être faite avec une *précaution extrême*, pour le cas où il s'agirait d'une fistule d'origine intestinale. Le doute ne sera levé que si le stylet réussit à s'engager dans un trajet, qui se dirige habituellement en dehors, dans la direction de la crête iliaque, et au fond duquel on percevra des parties osseuses dénudées; car la présence même du bacille de Koch dans le pus recueilli ne pourrait suffire à indiquer ici sa provenance osseuse ou viscérale.

On a pu voir, dans les cas de tuberculose iléo-cœcale, la tumeur ulcérer la paroi abdominale et venir former un fongus exubérant qui a l'aspect d'un *sarcome ulcéré* (obs. de M. Terrier). L'erreur est impossible à éviter, si l'on s'en tient au simple examen clinique.

Mais dans ce cas, comme dans la plupart des précédents, on a la ressource précieuse de l'*examen bactériologique* du pus qui, à l'encontre de l'examen des selles, donne le plus souvent des résultats positifs.

On y joindra le contrôle de l'*inoculation expérimentale* aux animaux.

Il est une maladie dont la localisation à cette région de l'abdomen pourrait donner le change ; des cas en auraient été signalés, nous dit M. Terrier : c'est l'*actinomycose*, qui nous vient du bœuf ou du mouton et qui siège plus volontiers sur les maxillaires, où l'alvéole des dents cariées lui sert, dit-on, de porte d'entrée et qui s'observe également à titre secondaire dans les poumons. Les parois du cœcum, région ouverte aux infections par le contenu de l'intestin, peuvent se laisser envahir par l'actinomyces, qui s'y développera en donnant naissance à une tumeur fongeuse et à dés abcès fistuleux multiples à marches extensive.

Il faudra, pour bien distinguer cette affection, s'enquérir de la profession du sujet, examiner la bouche avec soin et rechercher au microscope dans les *grains jaune soufre* que charrie le pus des fistules, la présence des actinomyces, reconnaissables à leur forme en pinceau divergeant, comme les rayons d'une roue.

# CHAPITRE VI

## Traitement.

Le traitement est *médical* ou *chirurgical*. Ce dernier, comme nous l'avons vu, est de date récente ; les premières opérations de résection du cœcum tuberculeux furent le fruit d'erreurs de diagnostic qui trouvaient une excuse dans l'identité apparente de la maladie soit avec les tumeurs malignes, soit avec les diverses variétés de la typhlite. Depuis lors, l'idée de supprimer par une opération radicale un foyer tuberculeux qui occasionne des accidents immédiats et demeure un danger permanent pour l'économie, devait tenter bien des opérateurs. La confiance des chirurgiens ne pouvait que croître après l'heureuse issue des premières tentatives ; et on peut dire aujourd'hui que la résection de l'angle iléo-cœcal, dans les 22 cas où il y a eu intervention, ayant donné 18 succès durables, le traitement chirurgical a fait ses preuves. Nous ne connaissons guère d'opérations d'une égale importance donnant une aussi forte proportion de succès. Ces résultats ne permettent plus d'établir une comparaison avec la résection intestinale pour cancer, dont la statistique est si peu encourageante. Il est hors de doute, à considérer certaines observations publiées, que bien des malades ont été traités par l'expectative et ont fini par succomber, qui auraient pu bénéficier d'un traitement aussi rationnel qu'efficace.

Voici comment M. Richelot s'exprimait récemment à la Société de chirurgie au sujet du traitement de la tuberculose iléo-cœcale : « si on la reconnaît ou si on la devine, il est opportun d'intervenir et une résection limitée de la paroi cœcale peut donner les meilleurs résultats. L'opération est délicate et laborieuse, mais elle est sans doute beaucoup plus sûre que les résections totales d'une portion plus ou moins longue de l'intestin. Les circonstances m'y ont amené sans préméditation et je l'ai trouvée légitime et salutaire. Entreprise sur les indications qui précèdent, elle peut nous conduire, dans des cas exceptionnels, à enlever de petits cancers au début de leur évolution ; là encore, elle a sa raison d'être et peut nous être utile ».

Nous ne dirons que quelques mots du traitement médical ; celui-ci trouve son indication toutes les fois que l'on peut espérer voir les lésions s'arrêter dans leur évolution, l'état général des sujets étant satisfaisant. Il peut s'autoriser des exemples que nous citons et dans lesquels on a pu obtenir par son emploi des améliorations remarquables sans encourir les risques d'une intervention toujours sérieuse.

Si l'on est assez heureux pour reconnaître de bonne heure la nature de la maladie, il devra être immédiatement institué et continué avec persévérance. D'une manière générale, on peut dire que les moyens médicaux devront être employés dans tous les cas où le traitement chirurgical ne s'impose pas d'urgence ; pour tous les autres cas, il devront précéder ce dernier et serviront même parfois à confirmer un diagnostic incertain.

Les moyens à mettre en usage ne diffèrent point ici de ceux que nous avons coutume d'employer pour combattre la tuberculose ; c'est dire que le traitement général occupera une large place. La suralimentation, qui donne des résultats si remarquables dans la phymatose, sera tout d'abord instituée ; le choix des aliments aura ici de l'importance et l'on donnera la préférence à ceux qui ne laissent pas de résidu.

On prescrira les jus de viande, les poudres alimentaires, les œufs ; les malades devront les prendre à intervalles réguliers que l'on rapprochera petit à petit. Le lait ne sera employé qu'après avoir été bouilli et l'on n'hésitera pas à y renoncer s'il occasionnait de la diarrhée. L'*huile de foie de morue* à haute dose sera un des meilleurs moyens de combattre la dénutrition.

Parmi les médicaments, nous conseillerons en première ligne la *créosote*. Celle-ci, qui peut être prescrite de différentes manières suivant la tolérance des sujets, sera utilement administrée en lavements suivant le conseil du professeur Bouchard. Voici une formule dont on pourra faire usage :

| | |
|---|---|
| Créosote...................... | 1, 2 ou  3 gr. |
| Huile d'olive.................... | 25 gr. |
| Jaune d'œuf.................... | n° 1 |
| Eau ......................... | 250 gr. |

M. A. Broca s'est trouvé également fort bien de l'emploi du naphtol β joint au salicylate de bismuth. Il administrait par jour deux cachets contenant 50 centigr. chacun de ces deux substances et joignait à ce traitement le régime lacté intégral.

Les moyens révulsifs, vésicatoires, pointes de feu, ne devront pas être négligés. Lorsque le traitement médical appliqué avec la plus sévère exactitude, pendant un temps suffisamment long, n'aura pas produit d'amélioration notable, on ne s'attardera pas outre mesure et l'on n'attendra pas pour agir que les lésions progressant sans cesse, le malade devienne inopérable.

On s'attachera avec d'autant plus de soin à assurer un diagnostic précoce, que la résection partielle faite au début, nous le savons, n'a pas donné un seul insuccès. Elle n'offre évidemment pas la gravité des interventions plus étendues, de même qu'elle assure tout aussi bien le succès définitif.

Nous allons donc examiner les cas où le traitement chirurgical s'impose et chercher à préciser d'un autre côté ceux où il offre sur tout autre moyen des avantages réels :

La principale indication, celle qui domine toutes les autres, est fournie par *les signes de rétrécissement de l'intestin*. Lorsque des phénomènes d'obstruction aiguë viennent à éclater, dans le cours de la maladie, le chirurgien aura la main forcée et pratiquera la laparotomie au cours de laquelle il jugera du siège et de l'étendue des lésions ainsi que de l'opportunité de la résection. Ces circonstances sont rares, il est vrai, mais elles ont pu se présenter.

Point n'est besoin d'attendre que le mal ait gagné ce terrain pour se résoudre à l'attaquer : si le malade présente des signes de sténose progressive, à marche lente mais continue, et que l'on ait de fortes raisons pour soupçonner la tuberculose, après avoir procédé à un examen local soigneux de la région malade et s'être assuré de la localisation des lésions, on prendra sans plus tarder le parti d'intervenir.

Les cas les plus favorables sont évidemment ceux où il existe une tumeur de petit ou de moyen volume siégeant dans l'angle iléo-cœcal et jouissant d'une certaine mobilité, qui facilitera son extraction. Le plus souvent, il est vrai, on rencontre des adhérences plus ou moins étendues, mais celles-ci sont fréquemment plus lâches qu'elles n'avaient paru et la dissection de la tumeur n'en sera pas moins aisément praticable. La constatation d'un envahissement local considérable ne sera pas une contre-indication, si rien d'autre part, dans l'état général du malade, n'engage à redouter pour lui les suites d'une opération longue et laborieuse. L'intervention, quelque grave qu'elle soit, aura toujours des chances sérieuses de faire disparaitre des phénomènes morbides dont l'aggravation constante ne tardera pas à entraîner la mort du patient.

L'existence de lésions pulmonaires donnera lieu à une légitime hésitation; mais nous avons vu que celles-ci sont généralement discrètes, dans les cas peu nombreux où on en découvre. Nous rappellerons cependant que l'on a pu opérer la résection partielle avec succès chez un malade qui présentait des craquements aux 2 sommets (Richelot, obs. XXI). En pareille matière la conduite du chirurgien sera donc commandée par l'état local et général du patient.

On doit considérer comme une *contre-indication* absolue l'existence d'une tuberculose pulmonaire à forme fébrile avec sueurs et amaigrissement rapide. Ces cas du reste, nous l'avons bien indiqué, sortent de notre cadre et relèvent de la thérapeutique médicale.

Mais il ne serait pas moins prudent de s'abstenir si l'on venait à constater des lésions pulmonaires survenues chez les malades, secondairement à une tuberculose localisée de l'intestin déjà reconnue, soit qu'il y ait eu auto-infection, soit que des lésions latentes jusque-là aient été réveillées par une nouvelle localisation tuberculeuse.

Une indication opératoire fort importante peut être tirée de la présence ou de l'absence de diarrhée chronique. Si les selles diarrhéiques sont fréquentes, tenaces et résistent à un traitement approprié, il y a de fortes probabilités pour que la muqueuse de l'intestin soit atteinte sur une grande étendue par des lésions diffuses ; la présence de cette complication diminue tellement les chances de succès qu'il sera préférable de s'abstenir. La diarrhée est, en effet, une cause puissante de dénutrition qui affaiblit considérablement la résistance des malades. La même conduite devra être tenue si le malade a eu à supporter les frais de longues suppurations locales, si les lésions paraissent très diffuses, les ganglions étant atteints très profondément; s'il existe de la fièvre quotidienne et un amaigrissement considérable, le patient étant affaibli par la longue durée de la maladie.

Est-il besoin d'ajouter qu'on devra explorer minutieusement tous les organes, pour rechercher s'il n'existe aucune tare viscérale de nature à compromettre les bons résultats de l'opération ? Ce sont là des règles générales dont le chirurgien ne doit jamais se départir.

L'opération décidée, on commence par préparer l'intestin par l'usage des antiseptiques ; le naphtol et le salicylate de bismuth seront prescrits à l'intérieur ; on nettoiera le gros intestin par des lavements boriqués saturés, ou mieux avec de l'eau naphtolée (Bouchard) (0,20 centigr. pour 1 litre).

L'intervention chirurgicale consistera dans l'extirpation aussi complète que possible de toutes les parties malades.

La *résection partielle*, nous le savons, pourra suffire dans les cas où l'on aura affaire à des foyers limités, n'occupant qu'une partie de la paroi de l'intestin.

S'il s'agit uniquement du cœcum, celui-ci présente un calibre suffisant pour se prêter à cette extirpation, sans que l'on ait à redouter un rétrécissement notable de sa cavité. On pourra y joindre, à titre de précaution, le nettoyage de la muqueuse au moyen d'éponges montées ou d'un écouvillon imbibé de substances appropriées, telles que le naphtol camphré ou le sublimé en solution. La suture des tuniques se fera par un affrontement réciproque à la soie fine de chacune d'elles, la tunique séreuse s'adossant à elle-même. Les tissus circonvoisins seront également employés à fortifier la ligne des sutures et la plaie sera fermée, sans qu'il soit aucunement utile de recou rir au drainage.

L'*extirpation totale* sera de rigueur dans les cas de tumeur avec rétrécissement annulaire et infiltration étendue des parois de l'angle iléo-cœcal. Cette opération n'est pas une opération réglée ; elle est toute de tact et de délicatesse et l'on devra, pour la mener à bien, s'inspirer des circonstances qui se présenteront.

L'*incision de la paroi abdominale* a été pratiquée sur la ligne médiane, ou bien suivant le grand axe de la tumeur, ou encore plus en dehors vers la crête iliaque. Le choix de l'incision n'est pas indifférent (1) ; il est de toute importance que l'on puisse découvrir suffi-

(1) Suivant Schiefferdecker et Tuffier, l'angle iléo-cœcal correspond presque toujours à la symphyse sacro-iliaque droite.

L'incision verticale passant à 2 doigts en dedans de l'épine iliaque A. S. et se dirigeant vers l'arcade crurale découvre toujours le cœcum, d'après Tuffier.

samment la tumeur pour en apercevoir tous les contours et les connexions profondes, afin de l'énucléer complètement et sans danger. Telle incision qui convient à un cas ne conviendrait pas à un autre. Voici le résultat de nos observations à ce sujet : la tumeur est-elle suffisamment mobilisable pour que l'on puisse lui imprimer des mouvements dans le sens transversal, l'incision suivant la ligne blanche comme dans le cas de Bouilly, permettra de l'attirer au dehors, une fois ses adhérences détruites, et d'effectuer la résection pour ainsi dire hors de la cavité péritonéale, protégée soigneusement par des éponges et des compresses aseptiques. De plus, la cicatrice médiane offrira alors toutes les conditions de solidité désirables.

Mais une pareille incision gênerait considérablement les manœuvres, si la tumeur était solidement fixée dans la fosse iliaque droite et l'*incision latérale* paraît avoir sur la précédente, des avantages marqués, puisque la majorité des opérateurs a cru devoir l'adopter. Celle-ci sera pratiquée le long du bord externe du muscle droit, à trois ou quatre travers de doigt de l'ombilic et descendra verticalement vers l'arcade crûrale. On pourra encore adopter l'incision usitée pour la recherche de l'artère iliaque primitive, ou s'en tenir à une incision verticale, oblique ou légèrement curviligne, mais toujours pratiquée dans le sens du grand axe de la tumeur qui est allongée de haut en bas. Doit-on faire l'incision le plus en dehors possible, en se rapprochant de la crête iliaque, comme le veut Roux de Lausanne, pour se mettre « à l'abri d'une sorte de désinsertion musculaire ? » Nous ne le pensons pas et nous croyons qu'il suffira toujours d'inciser parallèlement à la direction des fibres musculaires du grand oblique, pour n'avoir qu'à écarter ses faisceaux, et, par-dessus tout, de bien soigner la suture par étages de la paroi abdominale, pour éviter l'éventration consécutive dont on a accusé les incisions latérales. Ce qu'il est essentiel d'éviter, ce sont les débridements dans le sens transversal, car la rétraction des fibres musculaires rend très difficile une suture exacte des diverses couches et la douleur post-opératoire peut être telle, que la respiration en soit extrêmement gênée, auquel cas la moindre complication pulmonaire deviendrait un gros danger. Nous avons constaté ces phénomènes et c'est ce qui nous a engagé à les signaler ici.

Enfin, on pourra avoir avantage, s'il existe un trajet fistuleux ouvert au dehors, à se servir de son intermédiaire pour arriver directement sur le siège même des lésions intestinales.

Pourrait-on éviter d'intéresser le péritoine, lorsqu'on se trouvera amené sur un foyer développé en arrière du cœcum par suite de la perforation de la paroi postérieure de l'organe ?

La chose eût été possible dans le cas dont nous avons été le témoin ; mais il vaut mieux ouvrir le péritoine que de s'exposer à faire une opération incomplète, même dans le cas d'un foyer très limité.

1° S'il s'agit d'un foyer limité, n'occupant qu'une partie de la paroi, on ne tardera pas à découvrir, soit une plaque de coloration grisâtre, tranchant sur la couleur normale du reste de l'intestin, soit un orifice de perforation en général petit, par où fait hernie une muqueuse d'aspect fongueux. L'opération se réduit en ce cas à l'abrasion de la paroi de l'intestin malade, pratiquée par une dissection attentive, allant des parties centrales vers les parties périphériques jusqu'à ce que le morcellement amène de proche en proche sur un tissu sain.

On se trouve alors avoir à combler la perte de substance faite à la paroi. On y parvient fort simplement, en pratiquant la suture des bords par une entérorrhaphie bien exacte. L'ampoule du cœcum se prête par ses larges dimensions à un tel rapprochement, sans que sa cavité soit sensiblement diminuée.

Si toutefois, le foyer tuberculeux dépassait en surface plus du quart de la périphérie de l'intestin, on donnerait la préférence à l'*entérectomie*, dont nous allons donner maintenant la description.

2° Ordinairement la tumeur formée par les parois épaissies du cœcum apparaît aussitôt que le péritoine est incisé ; parfois elle ne se montre que lorsqu'on aura écarté des anses d'intestin qui la recouvrent.

Il sera procédé d'abord à l'isolement et à la dissection de la tumeur. Nous n'entreprendrons pas de décrire ce temps de l'opération, qui comporte une infinité de détails variables avec les circonstances.

Lorsqu'on aura bien isolé le segment intestinal dégénéré et qu'on l'aura attiré hors du ventre protégé par des compresses, on pratiquera l'entérectomie. La section portera au delà des extrémités de la tumeur dans des tissus sains et aura lieu entre deux ligatures modérément serrées destinées à prévenir l'effusion des matières. Ces ligatures temporaires ont été faites avec des fils de soie (Bouilly), des pinces à pression garnies de caoutchouc, spéciales à l'intestin (Péan, Richelot), des mèches iodoformées (Billroth); la simple compression digitale exercée par un aide peut suffire (Broca). La tumeur enlevée avec un coin de mésentère et tous les ganglions dégénérés accessibles, on pratiquera l'*entérorrhaphie circulaire*.

La technique de cette manœuvre ne rentre pas dans notre sujet ; toutefois nous allons indiquer la pratique suivie par la plupart des opérateurs. Considérant que cette opération est souvent fort laborieuse et délicate, et qu'il convient de ne pas en prolonger outre mesure la durée, la préférence a été donnée aux procédés de suture à la fois les plus sûrs et les plus simples à exécuter. C'est dire que, pour ce cas particulier, comme pour la plupart des opérations pratiquées sur l'intestin, la suture de Lembert est universellement adoptée. Mais tandis que les uns se contentent d'appliquer une ligne de suture séro-musculo-séreuse, à points suffisamment rapprochés (précédée ou non d'une suture muco-muqueuse), les autres, parmi lesquels notre maître Péan, ont coutume de faire au-dessus de cette première ligne, un deuxième plan plus superficiel, à points séparés également, ne comprenant que la tunique péritonéale de l'intestin. Enfin, s'il s'agit d'une perforation large de la paroi postérieure, on trouvera là encore des tissus adventices qui pourront être réunis au-dessus des plans précédents, pour rendre plus parfaite l'occlusion, fait capital.

Cette double suture nous paraît donner la sécurité la plus parfaite ; en Allemagne elle est partout employée sous le nom de suture de Lembert-Czerny. Aucune des modifications compliquées que l'on a cherché à lui substituer n'a donné de résultats plus complets.

Quant aux conséquences éloignées de la suture, les expériences pratiquées sur des chiens ont montré qu'il n'y a pas de rétrécissement à craindre. Il se forme un pli valvulaire saillant dans la cavité de l'intestin et qui s'atrophie bientôt, tandis que les points de suture sont éliminés dans les selles ou s'enkystent sur place.

Signalons de plus quelques points intéressants :

Il arrive parfois que, l'iléon ayant subi une notable distension par suite de l'obstruction chronique de l'intestin, cet organe atteint et surpasse même le volume du côlon. Dans le cas où les lumières des deux intestins s'adaptent, la suture ne rencontrera aucune difficulté sérieuse. Mais si les parties ont conservé leur calibre normal, ou bien que l'iléon soit énormément dilaté, le côlon étant rétracté et réduit à moins de la moitié de son calibre ordinaire, on pourra se trouver dans l'obligation de recourir à des artifices divers.

Certains auteurs forment un cul-de-sac en suturant l'extrémité du côlon sectionné, créant ainsi une sorte de cœcum, dont l'utilité nous paraît tout au moins contestable. Puis ils abouchent le tronçon de l'intestin grêle à la paroi latérale du gros intestin. Nous préférerions le procédé de Billroth, qui consiste à sectionner transversalement le bout d'intestin le plus dilaté et plus ou moins obliquement l'autre bout. On obtient ainsi une adaptation suffisante pour exécuter la suture. Quelques opérateurs ont fait une sorte de pli sur la paroi du tronçon intestinal dilaté pour diminuer son calibre. Enfin de nombreux chirurgiens déclarent n'avoir jamais été gênés pour effectuer ce rapprochement.

Il est recommandé par plusieurs de ne pas multiplier outre mesure les points de suture, faits d'habitude à la soie fine, à cause de la mortification partielle qu'ils pourraient produire. On s'assurera d'une parfaite occlusion et l'on pourra constater si la circulation se fait librement après la suture. Certains abandonnent l'anse suturée dans la fosse iliaque ; il serait prudent, dans le cas où l'on aurait quelques craintes, de la maintenir fixée dans le voisinage de la plaie par un point de suture.

On pourra très utilement s'aider du mésentère ou de l'épiploon pour doubler la ligne des sutures, comme cela a pu être fait avec grand avantage.

La résection du mésentère sera exactement limitée au strict nécessaire, pour ne pas compromettre la vitalité de l'intestin suturé. Les précautions antiseptiques les plus rigoureuses ayant été prises et la désinfection soignée des deux tronçons suturés ayant été achevée, il est rare qu'il soit tombé autre chose que quelques caillots sanguins dans la cavité péritonéale, qui aura été préservée par de nombreuses éponges plates, glissées entre la tumeur et la paroi. Mais si l'on avait des doutes, il ne faudrait pas hésiter à faire la toilette du péritoine qui ne sera indispensable que dans ces conditions.

Il est des cas où, l'ablation de l'anse malade étant reconnue absolument impraticable, on pourra se voir obligé d'aboucher l'extrémité de l'iléon sectionné dans le côlon transverse ou l'angle du côlon (iléo-colostomie).

Dans un cas semblable, Hochenegg de Vienne donne le conseil de tenir la conduite suivante dont il n'a eu qu'à se féliciter :

On pratique la section de l'intestin de part et d'autre de la tumeur, puis on abouche les deux tronçons par une entérorrhaphie circulaire par les procédés ordinaires. Quant à la portion dégénérée, la laissant en place, on en fixe les deux bouts dans la plaie abdominale. L'anse malade peut être de la sorte surveillée et lavée tous les jours, tandis que les matières circulent librement dans l'intestin et que l'état général s'améliore. Il se produit alors le fait suivant : l'anse isolée cesse de sécréter, elle s'atrophie, devient souvent mobilisable et peut être enlevée sans danger par une deuxième intervention.

Il est un dernier cas qui peut se présenter : lorsqu'on aura rencontré des difficultés très grandes dans la dissection et l'ablation de la tumeur intestinale, ce temps de l'opération terminé, on pourra craindre légitimement de prolonger celle-ci par une suture bout à bout des deux intestins, d'une exécution toujours délicate et assez longue.

On se contentera alors de fixer les deux tronçons à la paroi abdominale, créant ainsi un anus artificiel dont on entreprendra plus tard la guérison.

La suture de la paroi abdominale se fera couche par couche avec le plus grand soin pour éviter les éventrations et un pansement légèrement compressif sera appliqué, avec ou sans interposition d'un drain suivant le cas.

Les jours suivants, l'opéré sera nourri avec des aliments liquides et pourra recevoir des lavements nutritifs.

Ces opérations palliatives, auxquelles on doit parfois se résigner, auront cependant leur utilité et permettront aux malades de recouvrer leurs forces, en même temps qu'un traitement général bien dirigé viendra les soutenir.

## CONCLUSIONS

La tuberculose locale chronique de la région iléo-cœcale est une maladie fréquente, ayant son individualité propre et qu'il faut bien distinguer de l'entérite tuberculeuse diffuse qui s'observe au cours de la phtisie pulmonaire confirmée.

Elle siège sur la terminaison de l'iléon, le cœcum et même le côlon ascendant, et elle est constituée anatomiquement par un épaississement et une induration calleuse des parois de l'intestin, avec ulcération de la muqueuse dont la surface présente un aspect villeux ou papillaire et avec participation du tissu cellulaire péricœcal.

Il en résulte le plus souvent une sténose parfois très étroite de l'orifice de la valvule de Bauhin qui subit une destruction plus ou moins complète. Ce point paraît être fréquemment celui où débutent les lésions.

L'évolution du processus tuberculeux peut aller jusqu'à produire des perforations soit du cœcum, soit de son appendice, suivies de phlegmons pyo-stercoraux.

Histologiquement, la lésion consiste dans une infiltration embryonnaire de toutes les tuniques intestinales, partie de la muqueuse, et la propagation se fait, non par la voie sanguine, mais par la voie lymphatique. Il s'agit d'une tuberculose lymphoïde du cœcum.

La cause principale paraît être l'infection directe par le contenu intestinal, infection favorisée presque toujours par un état inflammatoire ancien de la muqueuse ou l'irritation produite par la présence des corps étrangers.

La région de l'angle iléo-cœcal, par sa disposition anatomique, est un véritable *lieu d'élection* pour le développement de la tuberculose qui y occupe, en dehors de l'appareil pleuro-pulmonaire, l'un des premiers rangs parmi les tuberculoses viscérales.

Cette affection se présente sous deux formes cliniques principales :

1° *La forme néoplasique*, la plus ordinaire, simulant les tumeurs de la région ;

2° *La forme de typhlite à répétition ou d'appendicite.*

La *forme néoplasique* est caractérisée par la présence d'une tumeur située dans la fosse iliaque droite, de volume variable, de consistance dure et bosselée, de forme arrondie ou cylindrique, allongée dans le sens vertical, mobile parfois dans certaines directions, ou fixée par des adhérences, très sensible à la pression.

Les signes fonctionnels sont ceux d'un *rétrécissement progressif* de l'intestin ; il s'y joint des *crises douloureuses périodiques* et des alternatives de diarrhée et de constipation.

La *forme de typhlite à répétition ou d'appendicite* se distingue de la précédente par l'absence de toute tumeur limitée, qui est remplacée par une induration ou un empâtement diffus de la fosse iliaque. Il n'est pas rare d'observer ici des fistules purulentes ou pyostercorales externes intarissables.

Le diagnostic avec le cancer, toujours fort délicat, sera fondé surtout sur la marche de la maladie, plus silencieuse dans le cancer, où elle ne s'accompagne pas de douleurs aussi intenses et où elle évolue beaucoup plus rapidement ; enfin sur les considérations d'âge et d'hérédité.

Pour la deuxième forme, la question de la nature de la maladie ne sera tranchée d'une manière précise que lorsqu'on aura constaté nettement dans le pus ou les selles la présence du bacille de Koch.

L'*inoculation aux animaux* viendra confirmer le diagnostic et l'assurer dans les cas incertains.

Le traitement sera *médical* ou *chirurgical.*

Le premier consistera dans la suralimentation et l'emploi de médicaments, parmi lesquels la créosote, le naphtol et l'huile de foie de morue occuperont le premier rang.

Le traitement chirurgical a pour objet l'extirpation complète et radicale de toutes les parties malades par la résection de l'intestin tuberculeux.

Les indications peuvent se résumer ainsi :

Signes d'obstruction chronique progressive, avec tumeur abdominale mobile ou bien limitée ; présence d'une fistule pyo-stercorale intarissable dans la région iliaque, donnant issue à du pus contenant des bacilles tuberculeux ; bon état général, absence de lésion pulmonaire grave, tous ces signes commandent l'intervention.

Celle-ci est douteuse si les lésions paraissent très étendues localement, les ganglions étant envahis profondément et le malade affaibli par la longue durée de sa maladie.

Elle est formellement contre-indiquée s'il existe de la tuberculose pulmonaire à forme fébrile avec signes d'hecticité, ou si le malade est épuisé à la suite de longues et fréquentes suppurations locales récidivées.

On pratiquera suivant le cas l'*entérectomie* partielle ou totale, suivie de l'*entérorrhaphie* longitudinale ou circulaire.

Si des difficultés imprévues obligent à recourir à des opérations palliatives, on pourra, suivant le conseil de Hochenegg, séparer l'anse malade par une double section de l'intestin et rétablir la continuité de ce dernier par l'entérorrhaphie circulaire, l'extirpation du tronçon dégénéré étant jugée impossible ou simplement ajournée.

Ou bien, l'on se bornera à pratiquer l'iléo-colostomie (antéro-anastomose) pour rétablir le cours interrompu des matières.

Dans certains cas rares, on pourra avoir avantage à créer un *anus artificiel*, que l'on traitera plus tard par les moyens habituels.

Le *traitement chirurgical*, d'après la statistique des faits connus jusqu'à ce jour, possède à son actif une très forte proportion de succès.

# OBSERVATIONS

Obs. I (personnelle). — *Résection partielle du cœcum pour tuberculose. Guérison.* (Service de M. le D^r Péan.)


A. Abd el N..., 21 ans, étudiant, entré le 7 mars 1892, salle Nélaton,
lit n° 50.

*Antécédents héréditaires.* — Père âgé de 57 ans, ayant eu une maladie de foie qui a duré 2 mois et dont il est bien guéri. Mère âgée de
45 ans, sujette aux migraines, de constitution délicate. Trois sœurs et
un frère, étudiant en médecine, tous en bonne santé. ·

*Antécédents personnels.* — Il s'est bien porté jusqu'à 7 ans. Il eut à
cette époque une fièvre très intense dont il ignore la cause. A l'âge de
13 ans, il a été atteint de dysenterie très grave qui dura 2 mois et fit
craindre une terminaison fatale.

Depuis ce moment, l'intestin est resté très sensible. Pour peu que le
malade prenne froid, il survient de la diarrhée. Jamais de constipation.

L'état général n'a d'ailleurs jamais été aussi bon depuis cette dysenterie qu'il l'était auparavant.

Ce jeune homme est resté toujours un peu pâle et chétif ; il tousse un
peu tous les hivers depuis cette maladie, sans avoir jamais eu toutefois
de complication pulmonaire sérieuse.

En juin 1890, vomissements quotidiens d'origine non définie, ayant
duré jusqu'au mois de décembre, pour ne pas reparaître d'ailleurs.

Début : au mois de décembre 1890, en sortant du théâtre, à Constantinople, il a pris froid et trois jours après, il survint un autre symptôme : à la suite d'une course très rapide quoique peu prolongé, il
ressentit dans la fosse iliaque droite une douleur qu'il n'avait pas encore
remarquée. Cette douleur, dit son oncle, professeur à la Faculté de
médecine de Constantinople, siégeait au niveau du côlon ascendant.
Sous l'influence du repos et d'un purgatif, elle disparaît, mais pour reparaître quelques jours après à l'occasion d'un mouvement un peu vif.
Il n'y prête cependant pas grande attention, car elle est supportable et
intermittente ; il n'en continue pas moins ses études sans suivre aucun
traitement. Mais peu à peu, la gêne de la marche fait des progrès, la
douleur de la F. I. D. augmente ; le 1^er février 1891, il est obligé de
s'aliter. Il existe à ce moment un empâtement mal délimité au niveau
de la fosse iliaque droite ; peu à peu, cette tuméfaction se circonscrit,

devient fluctuante et douloureuse. L'état général s'aggrave, l'appétit disparaît et il survient une diarrhée incessante.

En mars 1891, on est obligé d'inciser la poche qui fait nettement saillie au niveau de la paroi abdominale. Il s'écoule du pus et des matières fécales.

Notons qu'il n'y avait pas de flexion du membre inférieur. Les jours suivants, suppuration abondante, mêlée à une petite quantité de matières fécales. Les choses demeurent ainsi pendant plusieurs mois. Le jeune malade s'affaiblissait de jour en jour ; un séjour à la campagne pendant quelques semaines le remit un peu. Bientôt la fistule cessa de donner passage aux matières et du pus seulement était rejeté en petite quantité. Depuis 6 mois, voici ce que l'on observe : la fistule vient-elle à se fermer complètement, au bout de quelques jours il survient de la fièvre, qui disparaît aussitôt que le pus s'est fait jour au dehors. Et ainsi de suite. Au début, le trajet fistuleux avait été heureusement influencé par des injections de teinture d'iode à 1/20 ; mais depuis plusieurs mois, il n'a présenté aucune amélioration. Aussi le malade s'est-il décidé, l'état général étant bon, à venir se faire opérer à Paris.

État.—Bien qu'il soit pâle et amaigri, son aspect est fort satisfaisant. L'appétit est bon et les digestions faciles ; pour le moment, il n'a pas de diarrhée.

*Les poumons paraissent sains*, après un examen soigné plusieurs fois renouvelé. Le malade ne tousse en aucune façon.

Signes locaux: le malade porte dans la fosse iliaque droite un petit orifice fistuleux, admettant la sonde cannelée, siégeant au niveau de la crête iliaque elle-même, en arrière de l'épine iliaque antéro-supérieure. Le stylet explorateur se dirige vers la face interne de l'os iliaque en bas et en dedans. Il disparaît de 4 à 5 cent. dans le trajet, puis s'arrête.

L'aspect local de ce trajet, s'ouvrant sur une fosse iliaque plutôt aplatie et rétractée, est celui des fistules ostéopathiques.

A la palpation, on sent un empâtement diffus, occupant surtout la région du cœcum, pour diminuer au delà sans limites précises. Il n'existe rien de plus accusé, *aucune sensation de tumeur*.

Le diagnostic était : foyers probablement tuberculeux de la région péricœcale. C'est avec cette idée, qu'il exprima à plusieurs reprises, que M. Péan décida d'intervenir.

12 mars 1892. Il fait une large incision le long de la crête iliaque et de l'arcade crurale, suivant une direction courbe concave en dedans. Il enlève une portion superficielle de la crête iliaque atteinte d'ostéite, puis ouvre et gratte plusieurs trajets fistuleux siégeant entre le muscle psoas-iliaque et l'os iliaque. Mais l'os à ce niveau n'est pas malade.

On ne voit point d'intestin, ni le point où a dû siéger antérieurement la perforation intestinale. Sutures de la plaie sur toute sa longueur, sauf un drainage avec une mèche de gaze iodoformée laissée en son milieu.

Les fongosités furent examinées par M. Brault (laboratoire de M. le professeur Cornil), qui déclara qu'il s'agissait de *lésions tuberculeuses.*

Les suites opératoires sont normales. La plaie se réunit en grande partie par première intention ; les trajets fistuleux se comblent peu à peu.

17 avril. La plaie est presque complètement fermée ; il ne reste plus qu'un petit trajet fistuleux se dirigeant vers l'épine iliaque A. S., de 3 cent. de longueur environ.

5 mai. Le malade va tout à fait bien et se lève.

Le 8. Il est repris de fièvre et de douleur au niveau de la plaie et le trajet fistuleux se rouvre. On est obligé de passer un drain ressortant par la partie inférieure de la plaie.

Dès ce moment, le malade raconte qu'il sent à certains moments des gaz cheminer par le trajet fistuleux, mais il n'y a aucun écoulement de matières, aucune odeur. On n'attache pas grande importance à ce fait. État stationnaire pendant quelques jours.

Le 25. Subitement, on trouve dans le pansement une grande quantité de matières fécales ; depuis ce jour, continuellement il y a écoulement de matières stercorales par le trajet fistuleux, en plus ou moins grande abondance.

Pour obtenir l'occlusion de la fistule, plusieurs moyens sont mis en jeu : dilatation du trajet avec la laminaire, injection consécutive de teinture d'iode pure, etc..., aucun résultat durable n'est obtenu.

Entre temps, on pratique l'examen bactériologique de certaines parties des matières qui s'écoulaient par la fistule (Dr Souplet). Dans les points qui ressemblaient à du pus, on trouve des bacilles de Koch nettement caractérisés morphologiquement. En raison de la présence des matières fécales, on n'a pu faire d'inoculations aux animaux.

5 août 1892. M. Péan pratique une deuxième opération : Incision suivant le 1er trajet ; après avoir poursuivi plusieurs culs-de-sac qui n'ont mené sur aucune partie malade et n'ont montré que du tissu lardacé, résidu de l'ancienne cicatrice, on tombe enfin sur la partie postéro-externe du cœcum et dans sa portion extra-péritonéale, sur une petite ouverture de la grosseur d'un pois par laquelle fait hernie une muqueuse grisâtre. Après avoir agrandi cette ouverture, on remarque que le cœcum est malade tout autour de l'orifice. Le cœcum est décollé légèrement, l'orifice est agrandi et la résection de toutes les parties atteintes est opérée. Une portion de la paroi cœcale plus grande qu'une pièce de deux francs est ainsi enlevée. Le péritoine est ouvert pendant la dissection du cœcum ; il est immédiatement protégé par une éponge aseptique, en attendant un point de suture. La suture de Gely est d'abord faite sur l'intestin réséqué. Puis cette suture est fortifiée avec les tissus voisins chargés sur l'aiguille courbe ordinaire. Points séparés à la soie. La réunion complète est faite *sans drainage.*

Le premier pansement est fait 5 jours après; il y a un léger écoulement de liquide dont l'odeur rappelle celle des matières fécales. On craint un moment une perforation. Mais 3 jours après, deuxième pansement, dans lequel pas de matières et pas de pus.

Le 20. La guérison paraît complète et le malade sort le 8 septembre, entièrement guéri, pour retourner à Constantinople. Plus de trajet fistuleux, le pansement protectif qu'il gardait n'était pas souillé. Depuis, nous avons reçu de ses nouvelles et nous avons appris qu'il poursuit ses études et qu'il se livre à l'équitation sans difficulté. Tels sont les bénéfices une année après l'opération. Les fongosités ont été examinées au laboratoire de M. le professeur Cornil; il s'agissait de lésions tuberculeuses de la paroi cœcale.

Nous ne pouvons passer sans faire remarquer que ce malade, indemne de tout antécédent tuberculeux héréditaire, a eu dans son jeune âge, une *dysenterie grave* avec selles riziformes, hémorrhagies, etc...; plus tard, survenaient les signes d'une affection du cœcum dont la nature, on l'a vu, était tuberculeuse. Chez lui, sans qu'il y ait jamais eu à proprement parler, tumeur, les lésions ont marché de bonne heure vers la perforation, qui ouvrait la porte à l'abcès stercoral. Dirigé par des personnes instruites, il s'est préoccupé de bonne heure des moyens de combattre sa maladie et ne s'est pas refusé à une intervention chirurgicale dans les meilleures conditions de résistance, c'est-à-dire dans l'intervalle de ses crises et à froid.

Aussi a-t-il suffi d'une abrasion partielle de la paroi de l'intestin pour arrêter l'évolution du mal. Les suites exceptionnellement favorables de l'opération et l'absence de toute lésion pulmonaire, permettent d'espérer que ces bons résultats se maintiendront.

OBS. II. — *Pérityphlite. Incision. Tuberculose pulmonaire secondaire. Mort*, par WYETH (*New-York Polyclinic*).

T. W..., clerc, 25 ans, entre le 14 juin 1887.

Bons antécédents de famille. Passé l'âge de 5 ans, le malade avait souffert d'une très sérieuse inflammation intestinale. Toujours depuis, il avait conservé une sensibilité spéciale dans la fosse iliaque droite. Depuis un an, cette douleur s'est énormément exagérée et depuis ce temps, l'oblige à protéger son côté dans les mouvements.

Quand je l'examinai, il y avait une sensibilité marquée à la pression, une induration manifeste et une véritable tumeur dans la fosse iliaque droite. Son état général était mauvais. Jamais sa santé et ses forces ne s'étaient rétablies depuis la crise initiale et récemment il avait eu des frissons passagers avec des exacerbations de température, accompagnées de sueurs profuses.

Temp. le 14 juin, 99° F. Constipation prolongée.

*Diagnostic*: Abcès résultant d'une pérityphlite ancienne.

*Opération,* le 15 juin. — Je fis une incision du côté droit dans la région « iléo-lombaire » et, me tenant derrière le péritoine, j'entrai dans la cavité d'un ancien abcès, d'où je fis sortir une certaine quantité de pus et de tissus nécrosés. La cavité était située derrière le cœcum et le commencement du côlon ascendant dont les parois étaient comprises dans ce foyer d'inflammation chronique. Une irrigation fut faite avec la solution de Thiersch et deux drains furent introduits dans la plaie.

16 juin. Rien à noter. T = 99°,5 F.

Le 20. Un écoulement abondant de matières fécales se produit par la plaie.

Le 28. Le malade est renvoyé chez lui pour y être traité par son médecin. La fistule stercorale persista et le 11 janvier 1888, sept mois après, il revint en ville me voir. L'écoulement stercoral avait pour un temps presque entièrement cessé, mais après un accès de toux, il était redevenu abondant. Plusieurs sillons existaient dans la région de l'incision et le 13 janvier une nouvelle ouverture fut faite. Une petite perforation de quelques lignes de diamètre persistait encore sur le gros intestin.

Depuis, j'ai revu dernièrement le malade ; il s'est formé des indurations au sommet des deux poumons.

L'examen microscopique des crachats a montré qu'ils contenaient de nombreux bacilles de Koch. Le malade est revenu dans le Connecticut le 10 février ; il est mort en état de cachexie tuberculeuse six semaines après.

L'auteur n'en tire aucune conclusion au sujet de la tuberculose du cœcum possible et paraît croire à des accidents récidivés de typhlite ancienne. Tout porte à croire cependant qu'il s'agissait ici de lésions tuberculeuses primitives ou secondaires du cœcum, en tous cas localisées, et dont une opération radicale eût eu des chances d'empêcher la généralisation. C'est à ce titre que nous la citons.


Obs. III. — *Résection du cœcum pour tuberculose. Guérison,* par Suchier. *Berl. klin. Wochens.,* 1889.

B..., polisseur d'agathe, 32 ans, octobre 1887.

*Antécédents.* — Rien de particulier du côté des parents. Lui-même n'a jamais eu d'affection sérieuse. Ce n'est que depuis un an que l'affection actuelle a pris naissance et, dans ces derniers temps, a crû rapidement en intensité.

*État.* — Grandeur moyenne, homme amaigri. Marié depuis 10 ans. *Poumons et cœur normaux.*

Les symptômes sont les suivants : inappétence, troubles digestifs, éructations avec odeur fétide de l'haleine. Selles dures, mêlées de mucus. *Au palper abdominal,* on sent très bien une tumeur de consistance dure dans la région du cœcum. Les ganglions sont hypertrophiés dans la région inguinale droite seulement. Étiologiquement, peut-être pourrait-on invoquer la profession du patient, car il est obligé de rester chaque jour 12 heures couché sur le ventre, n'ayant pour point d'appui qu'un escabeau en bois, qui exerce une pression sur les parties latérales de l'abdomen.

Le diagnostic de tumeur du cœcum fut fait ; quant à la nature, elle ne fut pas établie et on émit l'hypothèse de dégénérescence cancéreuse ou tuberculeuse du cœcum. On décida l'extirpation de la tumeur, en tenant compte des signes d'une occlusion toujours croissante. L'opération fut pratiquée le 1er novembre 1887.

L'incision fut faite parallèlement au ligament de Poupart, à la distance de 2 ou 3 travers de doigt. En haut, l'incision se porte en arc depuis l'épine iliaque antéro-supérieure vers la partie terminale antérieure de la 10e côte, si bien que la tumeur se trouvait être au milieu d'une incision de 20 centim. de long.

A l'ouverture du péritoine, l'épiploon se montra dans le voisinage de la tumeur très enflammé et parsemé de nombreuses nodosités d'un blanc jaune dont le volume variait entre une tête d'épingle et un pois. On enleva pour cette raison un morceau d'épiploon de la largeur de la main. Une anse d'intestin grêle adhérente à l'épiploon fut blessée dans cette manœuvre. La petite perforation fut fermée au catgut. L'épiploon enlevé, la tumeur maintenant libre apparut ; elle intéressait la portion supérieure du cœcum et la partie inférieure du côlon ascendant. La tumeur fut attirée le plus possible hors de la cavité abdominale. Les ganglions atteignaient le volume d'une noix de galle et remontaient jusqu'à la colonne vertébrale ; ils furent extirpés avec la curette tranchante. La tumeur dut être séparée de la paroi du bassin avec le bistouri.

Le cœcum épaissi et adhérent était si friable qu'il y eut rupture et qu'il sortit une petite quantité de liquide intestinal. On l'empêcha à temps de pénétrer dans la cavité péritonéale. Des ligatures élastiques furent faites sur l'intestin, après quoi l'on trancha des deux côtés en tissu sain. Le section à travers le cœcum intéressait la partie qui est au-dessus de la valvule, en sorte que cette dernière et le processus vermiforme purent être conservés. Les terminaisons intestinales furent suturées par la suture double de Czerny, les points profonds à la soie, les superficiels au catgut.

La toilette, la suture et le drainage du péritoine et enfin la suture de la paroi terminèrent l'opération.

Suites : Il n'y eut pas de réaction ; pendant 2 jours, douleurs violentes qui s'amendèrent sous l'influence de doses de morphine assez élevées. Il n'y eut pas d'élévation de température appréciable. Le 7e jour, première selle assez abondante. Le médecin qui était resté chargé du malade l'avait nourri au début par le rectum et depuis deux jours faisait prendre par la bouche de petites quantités de nourriture liquide bien supportées. L'enlèvement des sutures eut lieu 8 jours après. Au bout de 17 jours, le malade quitta le lit et se rétablit relativement vite.

Quelques mois plus tard, il reprenait son travail et il se sent parfaitement bien un an et 8 mois après l'opération.

*Examen de la pièce.* — La tumeur avait la forme cylindrique de l'intestin ; son diamètre était de 6 centim., sa hauteur de 10 à 12 centim. L'incision s'étant prolongée quelque peu dans les tissus sains, la longueur totale de l'intestin réséqué atteignait 20 centim. et comprenait le cœcum et le côlon ascendant.

Sur la coupe de la tumeur très fibreuse d'aspect, on pouvait à peine reconnaître une trace de la lumière de l'intestin. Je dois à l'obligeance de M. le professeur Ziegler de Tübingen les renseignements suivants sur sa structure : l'épaississement de la paroi intestinale était déterminé par une prolifération du tissu conjonctif dans lequel se trouvait tantôt un petit nombre seulement, tantôt une grande quantité de *tubercules typiques*. L'épaississement de la paroi intestinale était encore augmenté par ce fait que des ganglions lymphatiques en dégénérescence tuberculeuse et du tissu adipeux (épiploon) s'étaient joints à la tumeur par des adhérences solides.

La muqueuse de l'intestin sténosé est infiltrée dans les points les plus inférieurs, mais dépourvue de tubercules. La tuberculose a pris de l'extension principalement dans la tunique sous-muqueuse et dans les couches les plus externes de l'intestin.


Obs. IV. — *Résection du cœcum atteint de tumeur*, par Bouilly. — *Guérison. Congrès français de chirurgie*, 1889.


Femme de 44 ans, entrée à la Maternité le 1er décembre 1887, et n'ayant jamais eu de maladie.

Son mal a débuté il y a 5 ans par des douleurs du ventre et des vomissements alimentaires se produisant sous forme de crises durant quelques jours. Peu à peu, les périodes de douleur et de vomissements se rapprochent à un tel point que dans le courant de 1887, pendant plusieurs mois, il n'y eut pas disparition des accidents un seul jour. Les douleurs, qui persistaient dans l'intervalle des crises, étaient augmentées par la marche ; elles siégeaient toujours dans les régions sous-ombilicales.

A aucun moment, il n'y eut de maux d'estomac.

Les douleurs survenaient ou s'aggravaient 3 ou 4 heures après les repas, donnant des sensations de brûlures. A chaque accès de douleur correspondait un vomissement alimentaire, jamais bilieux ni aqueux, avec quelques éructations, sans fétidité. Jamais d'hématémèse ni de melæna.

La malade ne s'est aperçue de la présence d'une grosseur dans la fosse iliaque droite qu'il y a 8 mois ; la tumeur n'avait pas beaucoup grossi depuis son apparition. De temps à autre, les douleurs s'irradiaient dans la cuisse droite. Pas d'œdème des membres inférieurs. Elle ne s'était alitée que pendant un mois. Depuis 2 ans, diminution des forces, mais altération de l'état général depuis huit mois surtout ; perte de l'appétit, amaigrissement très prononcé, la malade se traîne. Pas de fièvre le soir.

*État actuel,* 14 octobre 1887. — *Organes thoraciques sains.*

Ventre plat, souple, sonore. Sensible au niveau de la tumeur, dans la F.I.D. Cette tumeur est grosse comme le poing, immobile sur les parties profondes, sans adhérence à la peau, dure, sonore, douloureuse. Elle n'envoie aucun prolongement dans le petit bassin ; elle n'adhère ni à l'arcade crurale, ni à la crête iliaque. Son bord supérieur remonte jusqu'à une ligne horizontale passant par l'ombilic.

Foie normal, estomac et intestins pas dilatés.

Rien à noter au toucher vaginal.

Après des purgatifs sans effet, la question de tumeur stercorale fut jugée. Dès lors, une tumeur maligne de l'intestin dans la région iléocœcale fut fermement diagnostiquée.

La malade fut purgée l'avant-veille et nourrie de bouillon et de lait, pour éviter l'accumulation de matières dans l'intestin.

*Opération,* le 6 décembre 1887. — Chloroforme. Incision sur la ligne blanche d'une étendue de 8 à 10 centim. La main introduite dans l'abdomen trouve rapidement la tumeur siégeant à droite ; celle-ci est adhérente à la fosse iliaque, mais les adhérences se laissent déchirer ou allonger. La tumeur est assez facilement séparée des tissus de la F.I. et amenée à l'extérieur. On constate alors qu'elle est développée aux dépens de la région iléo-cœcale de l'intestin ; elle a le volume du poing. Du côté gauche, on voit venir l'intestin grêle qui se jette perpendiculairement dans la tumeur ; celle-ci est verticale, elle se continue en haut avec le gros intestin ; en bas, elle se prolonge sous forme de boyau conique, de la grosseur du doigt, qui n'est autre que l'appendice iléo-cœcal déformé.

A l'angle des deux intestins se voit la terminaison du mésentère, contenant quelques ganglions.

Un gros fil de soie est passé dans le mésentère et étreint modérément l'intestin à 3 centim. environ de la portion malade sur chaque intestin, de manière à prévenir l'effusion des matières. Une pince à pression est également appliquée sur chaque bout, en dedans du fil, pour prévenir l'évacuation du tronçon dégénéré après la section. La section portera sur l'intestin entre le fil et la pince. Une forte pince à pression est encore appliquée sur un repli du péritoine qui fait saillie quand on soulève le paquet intestinal et qui n'est autre chose que le méso-cœcum.

La section est commencée à petits coups de ciseaux, du côté de l'intestin grêle ; elle ne laisse écouler que très peu de sang et il ne s'échappe ni matières, ni gaz. Du reste, l'intestin est vide et aplati, grâce à la diète. Deux ou trois pinces à forcipressure sont placées sur les vaisseaux de l'intestin, la striction par le fil n'était pas assez forte pour arrêter le cours du sang dans les artères.

On sectionne de même le gros intestin ; hémostase achevée comme plus haut. Il est enlevé ainsi un coin entéro-mésentérique dont nous donnerons les dimensions. La section terminée, on s'aperçoit qu'il reste dans le mésentère quelques ganglions suspects et on en enlève quatre gros comme des haricots. Pas une goutte de sang ne tombe dans le péritoine, protégé par une éponge. Trois ligatures à la soie moyenne sont posées sur le pédicule représenté par le méso-cœcum ; 8 ligatures à la soie fine sur les points saignants. On procède alors à la suture intestinale :

Il n'est pas fait de suture mésentérique ; les bords de la section du mésentère sont au contact, quand les bouts intestinaux sont rapprochés. Je crois qu'il est bon de mettre le moins de sutures possible sur le mésentère, pour ne pas compromettre la vitalité de l'intestin. Les sutures sont faites à la soie fine portée sur l'aiguille ordinaire fine. Le premier point est fait au bord libre, le deuxième au bord mésentérique, de manière à avoir de suite les parties dans les rapports où elles devront être fixées.

La suture est faite par le procédé Lembert-Czerny, à deux étages : la première suture de Lembert comprend 15 fils ; la suture de Czerny, faite au-dessus de la précédente, est exécutée avec 12 fils. Occlusion parfaite ; le calibre extérieur de l'intestin n'est pas modifié ; je m'assure que la circulation gazeuse se fait facilement d'un bout à l'autre.

Je n'ai eu aucune difficulté à aboucher l'intestin grêle avec le gros intestin, la différence de calibre étant peu considérable ; les deux intestins étaient vides et aplatis et ne présentaient en rien la différence de calibre si gênante que l'on rencontre dans les cas d'étranglement herniaire ou d'obstruction intestinale quelconque.

Intestin lavé légèrement à la solution phéniquée tiède à 1/20e, puis replacé dans le ventre ; au-dessus, on applique le grand épiploon. Le péritoine est lavé avec 1 litre d'eau bouillie, le lavage ne ramène que quelques petits caillots. Sutures abdominales profondes au fil d'argent; superficielles, au crin de Florence. Pas de drainage. Durée 1 heure 1/4. Pas de shock.

Suites fort simples; le 7e jour les fils sont enlevés, réunion parfaite, sauf à l'angle inférieur de la plaie, où une petite fistule pyo-stercorale donne pendant environ trois semaines pour se tarir définitivement le 4 janvier 1888.

Exeat le 9 février.

*Examen de la pièce.* — Longueur totale : 16 centim. comprenant 6 centim. pour le petit et 10 centim. pour le gros intestin. Le petit doigt, introduit par l'iléon, reconnait l'existence d'un rétrécissement canaliculé, irrégulier, dans lequel il ne peut pénétrer qu'en forçant et avec difficulté. Intestin ouvert suivant son bord mésentérique.

Début à la valvuve du néoplasme probable. De là il a gagné les deux intestins. Parois épaissies; végétations de la muqueuse faisant saillie dans la cavité. Valvule presque méconnaissable.

Appendice gros comme un petit doigt; lumière libre. A la coupe, les parois sont épaissies et, près du cœcum, on voit une masse bleuâtre homogène, dans laquelle existe un semis de points jaunâtres.

M. le Dr Pilliet, qui fit l'examen microscopique, conclut alors à un *lymphadénome* ou plutôt *lymphosarcome limité* de l'intestin. Plus tard, sur de nouvelles coupes, il reconnut qu'il s'agissait de cette tuberculose chronique de l'intestin dont il devait avoir l'occasion de compléter l'étude sur de nouveaux cas qui lui furent soumis.

Cette observation nous a paru d'un grand intérêt; non seulement en ce quelle montre combien dans certains cas il était difficile de porter un diagnostic exact, même avec les pièces en mains, alors que l'attention du chirurgien n'était pas éveillée sur cette forme spéciale de localisation tuberculeuse ; mais encore en ce qu'elle atteste l'efficacité de l'intervention chirurgicale dans le cas de lésions bien limitées. De plus, la technique opératoire s'y trouve exposée avec une clarté et une concision parfaites. M. Bouilly déclarait en 1891 à la Société de chirurgie que cette malade était en bonne santé *quatre ans après son opération.* Depuis, ainsi qu'il a eu l'extrême obligeance de nous le faire savoir, elle ne s'est plus présentée à son examen et il a appris sans autres détails qu'elle était morte vers la fin de cette même année.

Obs V. — *Péritonite par perforation. Appendicite tuberculeuse. Résection. Mort par complications pulmonaires tardives*, par BOUILLY. (*Congrès français de chirurgie*, 1889.)

Le 16 août 1888, je fis la laparotomie à une malade qui présentait depuis deux mois et dix jours les symptômes d'une péritonite subaiguë suppurée; les phénomènes péritonéaux s'amendèrent ensuite, mais l'amélioration générale fut lente et entravée par des accidents pulmonaires. Les jours suivants, il s'établit par la plaie de l'incision une fistule stercorale.

Le 27 décembre de la même année, je rouvris la plaie et je pus me convaincre que la cause primitive de la péritonite et de la fistule était une perforation probablement tuberculeuse de l'appendice iléo-cœcal.

Cet organe fut isolé et réséqué; l'écoulement stercoral cessa; mais quelques mois plus tard, la cicatrice se désunit et la malade succomba, en mars 1889, au progrès de la tuberculose abdominale et pulmonaire.

Obs. VI. — *Ulcérations tuberculeuses du cœcum et de l'iléon associées à la présence de noyaux de fruits*, L. HUDSON. *Transact. of the path. Soc. of London*, 6 mars 1888.

Cette pièce provient d'un jeune garçon de 12 ans, qui a été soigné par le D<sup>r</sup> Finlay, in the Middlesex Hospital, où il est mort. Les ulcérations occupaient le cœcum et les 6 derniers pieds de l'intestin grêle. La muqueuse du cœcum tout entière avait été détruite et l'organe présentait un rétrécissement considérable. Ses parois étaient infiltrées par un dépôt de tubercules caséifiés et présentaient *quatre fois leur épaisseur normale.*

Les bords de l'ulcération étaient festonnés, épaissis et surélevés et à sa surface on voyait des fragments de tissus filamenteux nécrosés. On trouva dans le cœcum une grande quantité de noyaux de prunes et de cerises.

Les ulcérations de l'iléon étaient nombreuses et d'un aspect franchement tuberculeux; mais, contrairement à la règle, les plus élevées dans le trajet intestinal étaient plus étendues et plus profondes que celles placées au voisinage de la valvule iléo-cœcale. Dans le milieu de l'iléon, les ulcérations entouraient complètement l'intestin; elles découvraient la couche musculaire et présentaient, par leur irrégulière extension, une apparence criblée, quelques îlots de muqueuse ayant échappé au processus destructif. Sur beaucoup, le rétrécissement s'était accompli, réduisant de moitié le calibre de l'intestin, le péritoine paraissant épaissi, fibreux et montrant de nombreux tubercules au-dessous de sa surface.

En regard de chacune de ces ulcérations, dans la lumière de l'intestin, on trouva 1, 2 ou 3 noyaux de fruits de couleur très sombre et à surface pleine d'aspérités.

Les 12 derniers pouces de l'iléon présentaient une pigmentation profondément accusée.

Beaucoup de glandes mésentériques étaient hypertrophiées et caséuses; la rate était lardacée et l'on trouvait des dépôts tuberculeux récents dans le poumon gauche. L'examen microscopique confirma l'opinion que ces lésions étaient tuberculeuses.

Cet exemple soulève une question dont nous avons fait ressortir ailleurs l'intérêt, à savoir jusqu'à quel point la présence de ces corps étrangers a été la cause mécanique déterminant la position, l'étendue aussi bien que la nature de ces ulcérations.

Obs. VII. — *Tuberculose du cœcum. Résection; guérison.* Billroth. *Archiv. fur klinisch. Chir.*, Berlin, 1892. Cas de la clinique de Billroth communiqués par F. Salzer. (Résumé.)

Joseph C..., 35 ans, forgeron, 6 juillet 1889.

*Antécédents.* — Le malade affirme que jusqu'il y a 3 ans, sa santé fut parfaite. La nuit de Noël, il fit un excès; le lendemain, il ressentit du malaise et s'aperçut pour la première fois d'une grosseur dans la région iléo-cœcale. Il dit également avoir ressenti des *douleurs* à ce moment-là, sans fièvre. Dans les premières années, son mal était supportable; mais l'année dernière survinrent des *accès douloureux* fréquents, très courts, mais très violents, et la tumeur était plus accusée dans ces moments-là. Constipation pendant les crises; le malade prenait des purgatifs. La coloration des excréments était très foncée, presque noire.

*État actuel.* — Individu pâle, assez grand; système osseux très grêle. Rien de particulier, à l'examen des *poumons* et du *cœur.* Ankylose de l'articulation du coude gauche.

Toucher rectal normal; urines acides, sans albumine.

Lupus de la face et du cou; plaques de la dimension d'un kreutzer.

Palpation : dans la région iléo-cœcale, la main sent nettement une tumeur dure plus grosse qu'une noix. Bosselée, elle s'étend de l'os iliaque vers la ligne médiane; elle est mobile dans le ventre.

Les matières rendues pendant le séjour à l'hôpital sont liquides, brunâtres, d'abondance modérée.

Au niveau de la tumeur, le son est mat à la percussion ; tout autour, le son est tympanique.

*Opération,* sous chloroforme, 10 juillet 1889. — Incision comme pour la ligature de l'iliaque primitive. Aussitôt après l'ouverture du péritoine, la tumeur intestinale apparaît dans la plaie ; elle appartient au cœcum. On eut assez de difficulté pour découvrir toute la tumeur ; tout d'abord, il fallut rompre des adhérences qui reliaient l'intestin grêle et le cœcum au côlon. Puis, les adhérences latérales et inférieures détruites, on en trouva encore, qui fixaient l'intestin en arrière. Ligature de tous ces cordons à la soie ; section aux ciseaux ou au thermocautère de plusieurs d'entre eux, entre deux ligatures.

On ne voit rien de l'appendice vermiforme.

Aux extrémités, sur les limites de la portion à enlever, dont la longueur mesure 2 centim. environ, on place une ligature temporaire avec une mèche de gaze iodoformée. Incision de l'intestin grêle tout d'abord : par cette incision sort une grande quantité de noyaux de cerises et de prunes, et un petit morceau de bois anguleux.

On excisa sur le mésentère une partie en coin qui répondait à l'intestin malade. Section du gros intestin.

On fit alors un cœcum artificiel. Après avoir réuni le gros intestin à la partie inférieure, on fit une incision longitudinale à sa face interne, et on aboucha le bout de l'intestin grêle dans cette incision. L'intestin grêle était large, le gros intestin étroit ; quand on détruisit les adhérences postérieures si nombreuses, le péritoine se déchira de ce côté sur une longueur de 5 cent., et on vit apparaître l'uretère droit. Lorsque les sutures intestinales furent achevées avec le plus grand soin, la brèche faite au mésentère fut fermée au moyen de sutures de soie en surjet ; une mèche iodoformée et un drain furent placés sous l'intestin, et on les fit sortir par l'angle inférieur de la plaie. Double suture péritonéale en arrière et en avant, avec la soie. Puis suture des aponévroses, des muscles et de la peau.

*Suites :* La température ne dépassa pas 38°. Le 6e jour, évacuation diarrhéique. Deux jours après, le long de la mèche iodoformée, un peu de matière avait passé dans le pansement. Drainage supprimé le 17e jour ; un peu d'écoulement stercoral persistait, mais ne tarda pas à disparaître complètement, après l'élimination de quelques fils de soie à travers le trajet bourgonnant.

Au bout de 5 semaines, le malade entrait en convalescence.

Le 31 août, on put le renvoyer en parfaite santé.

*Examen de la pièce.* — Le morceau réséqué avait 17 centim. de long ; 12 1/2 de gros intestin. Il contenait un amas de noyaux de cerises ; on ne distinguait ni le cœcum, ni l'appendice. L'orifice de la valvule admet difficilement le petit doigt. Muqueuse du côlon boursouflée au-dessus du rétrécissement, musculeuse dépassant 1/2 centim. d'épaisseur sur la paroi antérieure. Quant à la paroi postéro-latérale, elle est épaissie jusqu'à atteindre 3 1/2 à 4 centim. et constituée par un tissu calleux, parsemé de nids d'un tissu transparent et gélatineux. La coupe de cette paroi postérieure si épaissie montre une cavité tapissée par une muqueuse analogue à celle du gros intestin, en sorte que ce conduit peut être regardé comme l'appendice vermiforme adhérent en arrière et isolé par suite du rétrécissement ulcératif de la valvule iléo-cœcale. La valvule est, en effet, remplacée par un orifice rétréci, produit par une ulcération en grande partie cicatrisée et qui envoie vers l'iléon des brides cicaticielles entre lesquelles la muqueuse hypertrophiée s'enroule en saillies polypiformes qui augmentent encore la sténose.

L'*examen microscopique* montre des nodules ayant la structure histologique des cellules géantes tuberculeuses, avec une dégénérescence caséeuse commençante.

Ce cas fut interprété de la façon suivante : sténose de la valvule de Bauhin, résultant d'un processus ulcératif, probablement dû à des corps étrangers ; pérityphlite chronique avec développement énorme de callosités. Tuberculisation de la muqueuse du gros intestin chroniquement enflammée dans le voisinage de l'ulcération.

Obs. VIII. — *Résection du cœcum pour tuberculose. Mort.* Billroth, *loc. cit.*

Michael R..., 34 ans, cordonnier. 7 juillet 1889.

Pas d'antécédents héréditaires ; bien portant jusqu'il y a 4 ans. Douleurs d'estomac, sensation de poids au niveau de l'épigastre ; souvent nausées et vomissements. Constipation qui nécessite constamment l'emploi des évacuants.

Depuis 2 ans, il a régulièrement dans le jour des *crises douloureuses* qui s'accompagnent de mouvements péristaltiques de l'intestin nettement apparents ; depuis un mois, du côté droit de l'abdomen, il y a une tumeur d'abord allongée, qui dans ces derniers temps a pris une forme arrondie.

Amaigrissement considérable depuis 6 mois.

*État actuel.* — Petite taille, teint jaune cire. *Organes thoraciques sains* (?) Abdomen plat, paroi mince, région cœcale sensible à la pression. On y sent une résistance anormale due à une tumeur dure et rénitente, inégale, fixée profondément et ne se laissant pas déplacer. Légère matité correspondant à cette tumeur.

L'urine ne contient ni albumine, ni sucre, mais présente nettement de l'indican.

*Opération*, le 12 juillet sous chloroforme. — Incision de 10 centim. dans la F.I.D. dirigée obliquement de dehors en dedans et de haut en bas. On découvre une tumeur du cœcum qui empiète sur l'intestin grêle. On fait saillir la tumeur ; la plaie est protégée par de la gaze iodoformée. On commence par faire une ligature de l'intestin grêle au-dessous de la tumeur et du côlon ascendant au-dessus. La portion du mésentère correspondant au fragment intestinal à réséquer reçoit des ligatures en masse et plusieurs ganglions lymphatiques hypertrophiés sont enlevés en même temps. On a ainsi divisé un si grand nombre de vaisseaux de l'iléon, qu'on est obligé de réséquer 10 centim. de cet organe. La section est faite aux ciseaux, le côlon est coupé *transversalement*, l'intestin grêle *obliquement*, de manière que leurs lumières s'adaptent. Peu de sutures sur la muqueuse ; suture très soignée de la musculo-séreuse. Suture mésentérique. Trois sutures à la soie fixent l'intestin à la paroi abdominale antérieure. Drain et gaze iodoformée. Suture en étage de la paroi.

*Suites* : Pas de fièvre le lendemain, ni le jour suivant ; le 3e jour, violentes douleurs du côté de la plaie, vomissements, météorisme ; ni matières, ni gaz. On rouvre la plaie ; on trouve de la suppuration le long des sutures ; le 4e jour, comme le météorisme et les douleurs augmentaient, on fait sauter une partie des sutures et l'on donne issue à une grande quantité de matières fécales. Malgré le large drainage de l'intestin, le météorisme et les douleurs persistent, du hoquet survient.

Ces symptômes se calment vers le 20 juillet ; le malade peut supporter quelque nourriture ; mais il est très faible et dans une agitation incessante. Collapsus et mort le 28 juillet.

*Autopsie*. — On trouve tous les signes d'une péritonite généralisée ; un abcès sous-phrénique s'était formé, ulcérant le diaphragme et s'ouvrant dans la cavité pleurale droite. Péricardite fibrineuse ; nodules tuberculeux avec emphysème au sommet des 2 poumons. Eschares du tube digestif ; ulcérations tuberculeuses de l'intestin grêle, à direction transversale, dont plusieurs en voie de cicatrisation.

Notons encore les bourrelets hypertrophiques et l'aspect papillaire de la muqueuse à leur voisinage.

Les ganglions mésentériques sont hypertrophiés, dans quelques-uns on trouve des nodules blancs fibreux.


OBS. IX. — *Tumeur du cœcum ; signes d'obstruction. Résection du cœcum et de l'intestin grêle. Guérison (tuberculose)*, par BILLROTH, *loc cit.*

Josef N..., 39 ans, cordonnier. 7 décembre 1889.
*Antécédents*. — Père mort d'hydropisie, mère de suites de couches. Le malade a souffert depuis 18 ans ; il toussait et avait de l'enroue-

ment. Il y a 2 ans 1/2, il sentit son estomac gonfler ; puis survinrent des douleurs ressemblant à des crampes ; quelquefois vomissements verdâtres et diarrhée.

Puis l'état général s'améliora, mais il resta constipé, obligé de prendre fréquemment des laxatifs. Tous les 3 mois environ, il survint une nouvelle crise, avec vomissements répétés de matières jaunâtres d'odeur infecte et selles le plus souvent dures, mélangées de mucus et quelquefois de sang. Dans les derniers mois, la constipation atteignit 8 jours. L'abdomen étant fort ballonné, d'énergiques irrigations rectales et de l'huile de ricin procurèrent au malade une évacuation abondante.

On put alors percevoir dans la profondeur de la région droite du ventre, au-dessous de l'arc costal, une résistance anormale que le malade nous dit avoir remarquée depuis des années déjà.

*État actuel* : Grandeur moyenne, amaigrissement, teint subictérique. Voix de castrat. Examen laryngoscopique : épaississement du repli thyro-aryténoïdien supérieur droit. Parésie des cordes vocales.

Cœur sain. Poumons : légère bronchite diffuse.

La matité hépatique s'étend jusqu'à 2 doigts au-dessous des fausses côtes. Dans les matières vomies, on constate la réaction de la tropœoline ; réaction positive avec le congo. Dans l'urine, pas d'albumine, mais de l'acétone et beaucoup d'indican ; les chlorures sont diminués. Le malade dut être anesthésié pour l'examen : on sentit alors, à droite de l'hypogastre, une tumeur comme le poing, inégale et mobile ; le rein ne put être palpé avec certitude. Les mouvements de l'intestin étaient visibles à l'œil nu, à travers la paroi abdominale amincie.

*Opération*, le 19 décembre 1889. — La veille, préparation habituelle. Incision commençant à 4 cent. à droite, en dehors de l'ombilic, parallèlement au muscle droit et longue de 12 cent. Le péritoine ouvert, on a devant soi des anses intestinales adhérentes entre elles et à la paroi, et que l'on doit d'abord séparer. On découvre ainsi la tumeur du cœcum, sphéroïdale, bosselée, du volume de 1/2 poing.

En détachant les adhérences, l'intestin grêle friable se trouve si largement déchiré qu'une résection préliminaire de 10 cent. de cet organe devient nécessaire. Cela fait, la tumeur est détachée de ses adhérences ; de très nombreuses ligatures sont posées. Nulle part on ne voit l'appendice ; des ganglions gros comme des haricots ou plus gros entourent la tumeur. La résection est pratiquée comme dans le cas précédent. Pas de drainage. Durée, 2 heures 1/2.

*Suites* : Bien que l'anesthésie fût légère, il survint au commencement de l'opération un collapsus qui obligea à faire la respiration artificielle. Après l'opération, le pouls était encore très faible et ne se releva qu'après des injections d'éther et de camphre. Pas de réaction fébrile. Gaz le 3e jour après l'opération. Le 7e jour, le malade, nourri jusque-là de lait, de soupe et de cognac, reçoit déjà de la pulpe de viande. Le

9ᵉ jour, évacuation spontanée de matières abondantes et solides. Le 11ᵉ jour, toutes les sutures sont retirées. Au bout de 25 jours, le malade quitte l'hôpital guéri. Au mois de mai 1891, un an et demi après, le malade se portait encore bien.

L'examen de la pièce montra des lésions en tout identiques à celles de la 1ʳᵉ observation citée de Billroth ; le microscope permit d'affirmer leur nature tuberculeuse.

OBS. X. — *Tumeur cœcale (carcinome colloïde et tuberculose). Résection, guérison*, par BILLROTH, *loc. cit.*

Frantz T..., 54 ans, 4 février 1890.

*Antécédents héréditaires nuls.* — Il a 2 enfants adultes bien portants. Étant jeune, il aurait eu pendant 4 ans, une éruption pustuleuse du cuir chevelu. A l'âge de 40 ans, douleurs rhumatoïdes variables. Plus tard, il a souffert d'un catarrhe pharyngé, avec nausées matinales. Il fume beaucoup et boirait peu.

*Début :* Il y a 5 mois, il ressentit des douleurs de ventre qui tantôt étaient diffuses, tantôt périombilicales et rayonnant souvent du côté du thorax. Rarement elles duraient plus d'un jour ou d'une nuit, pour reparaître 8 à 14 jours après. Mais plus tard, elles ont augmenté de fréquence et d'intensité, à tel point qu'il y a 3 mois, le malade a dû s'aliter.

Depuis 3 ou 4 semaines qu'il se trouvait à la clinique de Kahler, les douleurs se sont limitées à la région du cœcum et il a la sensation « d'avoir un ulcère dans le ventre ». Selles régulières, appétit conservé.

*État actuel.* — Individu de taille moyenne, bonne nutrition, facies pâle.

Sur le sommet de la tête, il a deux plaques blanches sans cheveux. Artères dures, sinueuses.

Sibilances aux poumons en avant des 2 côtés. Le 2ᵉ bruit aortique est renforcé.

Signes locaux : Dans la région cæcale, on sent une tumeur allongée, dure et inégale, dont l'axe longitudinal atteint 4 travers de doigt et l'axe transversal 3 seulement ; elle est aisément mobile dans le sens transversal, pas dans le sens longitudinal. Mais elle ne se laisse pas détacher complètement.

*Opération*, le 10 février 1890. — Anesthésie.

On fait sur le côté droit de l'abdomen une incision longue de 15 cent., éloignée de 3 travers de doigt de l'ombilic et tombant perpendiculairement. Elle correspond au bord externe du muscle droit. Le péritoine est ouvert et la tumeur qui se présente paraît être un carcinome cœcal s'étendant en dehors vers le péritoine et remontant assez haut sur le côlon ascendant. Le mésocôlon étant fort raccourci, la mobilité est très faible. Par suite, la dissection de la tumeur est très laborieuse. Quand elle est achevée, le côlon est sectionné à 2 travers de doigt au-dessous de la couture, puis l'iléon à 3 ou 4 travers de doigt de la valvule de Bauhin. La première section est transversale, la 2e oblique, pour obtenir l'abouchement des deux tronçons.

La même technique opératoire que précédemment est suivie. Drainage. Durée : 2 heures.

*Suites* : Un peu de collapsus à la suite de l'opération.

Fortes douleurs de ventre dans la soirée. Teinture opiacée, vessies de glace sur le ventre. Lait et cognac.

On aspire un peu de liquide séro-sanguinolent par le drain.

Le 13. Des gaz sont expulsés ; les douleurs abdominales diminuent et le malade se sent soulagé.

Les jours suivants, un peu de pus est aspiré par le drain, on est obligé de retirer plusieurs points de suture pour drainer plus largement. Temp. : 38°,7. Lavages abondants au sublimé à 1/3000e.

La plaie bourgeonne bien, mais la désunion totale oblige à recourir à la suture secondaire.

Lentement la plaie se ferme, le malade se rétablit et à son départ, il persistait une petite fistule située au fond d'une plaie granuleuse et donnant une suppuration minime. Les selles étaient satisfaisantes.

*Examen macroscopique.* — Longueur de la pièce : 20 cent. dont 13 dus au côlon, lequel paraît principalement altéré, car sa paroi est épaissie par places jusqu'à atteindre 2 cent. La musculeuse surtout est hypertrophiée. Dans les endroits correspondants, la muqueuse fait défaut sur certains points. Au niveau du bord supérieur, elle se termine par un bord festonné. La muqueuse de l'iléon paraît normale.

L'examen microscopique révèle la *tuberculose de la muqueuse* avec bacilles de Koch nombreux et *un carcinome colloïde* des parois de l'intestin.

Note supplémentaire. — Frantz T... est reçu de nouveau le 6 août 1890. Il est mort le 14 août dans le marasme progressif. Sous la cicatrice opératoire, on percevait au toucher une tumeur constituée par des bosselures.

L'autopsie montra les lésions suivantes : carcinome de l'intestin et carcinome secondaire du péritoine diaphragmatique ; pleurésie hémorrhagique droite. Tuberculose chronique du sommet droit du poumon ; tuberculose du rein gauche. Dans ce cas, Salzer pense que la tuberculose chronique ulcéreuse de l'intestin a servi de porte d'entrée au carcinome.

Obs. XI. — *Tumeur du cœcum (tuberculose). Résection, guérison,*
par BILLROTH. *Loc. cit.*

E... P., 10 ans. 4 février 1891.

*Antécédents.* — Depuis 2 ans, troubles digestifs passagers.

*Crises douloureuses* dans le bas-ventre, grouillement de l'intestin.
Constipation habituelle, rarement diarrhée.

Le 5 janvier dernier, le médecin traitant constata l'existence d'une
tumeur dans le ventre.

*État.* — Sujet peu développé, maigre, de teint un peu jaunâtre. *Cœur*
sain. *Poumons,* murmure vésiculaire à droite mêlé de quelques râles (?) ;
à gauche, au niveau de la 5e et la 6e côte, ronchus très nets; pas de bacilles dans les crachats. Dans l'hypochondre droit, comme à la région
cæcale, on sent une tumeur du volume d'une pomme, sensible à la pression, *facilement mobile* dans toutes les directions et de consistance
dure. Les ganglions inguinaux ne sont pas grossis. Avec la tuberculine,
réaction de 40°.

*Opération,* le 26 février 1891. — Mélange de chloroforme et d'éther.

Incision cutanée de 14 cent. obliquement dirigée de haut en bas et
de dehors en dedans vers le ligament de Poupart. Après avoir divisé
couche par couche, le péritoine incisé, on aperçoit une tumeur grande
comme une petite tête de fœtus, à surface lisse, qui est en connexion
avec l'intestin et occupe la moitié droite du bassin. Après l'avoir sou-
levée, on remarque qu'elle appartient au cœcum. L'iléon est fortement
dilaté; on y voit, ainsi que sur d'autre anses, plusieurs étranglements
cicatriciels (ulcérations tuberculeuses (?).

Non loin de la tumeur, l'intestin grêle et le gros intestin sont entourés
de gaze iodoformée. L'iléon est divisé transversalement, environ à 2 cent.
de la valvule; le côlon également à 8 centim. du même point. Les deux
sections s'adaptent parfaitement. Entérorrhaphie circulaire (Czerny-
Wölfler). Suture du mésentère. A cause de la faiblesse du patient, on
dut renoncer à extirper toutes les parties de l'intestin indurées et beaucoup de ganglions mésentériques.

Suture étagée de la paroi abdominale.

*Suites :* Le collapsus ne disparut qu'au bout de 2 heures.

Jusqu'au 6 mars, pas de fièvre. Vin et cognac.

Mais alors la température s'élève brusquement. On défait le pansement et l'on constate que deux points de suture ont suppuré. On les
enlève et il s'écoule très peu de pus mélangé de matières fécales. Drain.
A partir de ce moment, on renouvelle le pansement deux fois par jour.
La suppuration diminue promptement. Le 26 mars, la plaie est solidement cicatrisée et le malade sort.

*Examen de la pièce* : La tumeur présente 10 centim de longueur. Elle offre, au niveau de la valvule de Bauhin une sténose admettant soulement un tuyau de plume. La muqueuse est recouverte de *végétations polypeuses* autour et en dehors desquelles se trouve une zone calleuse d'environ 2 centim. d'épaisseur. A ce niveau se trouve une infiltration de petites cellules groupées en tubercules et quelques rares cellules géantes.

OBS. XII. — *Résection du cæcum pour tuberculose. Guérison*, par BILLROTH. *Loc. cit.* (Résumé).

N..., homme de 39 ans. 18 décembre 1889.

Pas d'antécédents.

Symptômes, diagnostic : entérosténose; tumeur de l'abdomen.

*Opération.* — Incision parallèle au bord externe du muscle droit du côté droit, à 4 centim. de l'ombilic.

Pendant l'opération, on trouve de la péritonite adhésive dans la partie droite de l'abdomen et une tumeur du cæcum. La tumeur est isolée, les tronçons de l'intestin sont comprimés avec une mèche de gaze iodoformée, et le côlon est sectionné transversalement, l'intestin grêle obliquement. Sutures à la soie de la séreuse, la muqueuse et la musculeuse. Pas de drainage. Suture étagée de la paroi. *Suites* : Pas de fièvre; quelques gaz le 3e jour. La première selle a lieu 9 jours après l'opération. Guéri le 26 janvier 1890. L'examen microscopique a permis de vérifier la tuberculose cœcale.

OBS. XIII. — *Tuberculose de la région cœcale. Laparotomie*, par E. RECLUS. *Soc. de chirurgie*, 15 juin 1892.

Il y a 2 ans, une jeune femme m'est envoyée à Broussais pour une tuméfaction de la F.I.D. Le mode d'invasion du mal me faisait penser à une appendicite ; mais le volume du foyer, ses bosselures, sa dureté, la lenteur de l'évolution me rappelaient une tuberculose cœcale que nous avions observée avec le professeur Vulpian au temps où l'appendicite n'était pas connue. Nous intervenons avec cette idée; mais l'aspect charnu de la tumeur, l'absence de masses caséeuses ramollies nous la fit abandonner au cours de l'opération. Nous extirpons avec la plus grande difficulté une tumeur adhérente au péritoine pariétal et nous dénudons la fosse iliaque et le flanc droit jusqu'à la moitié inférieure du rein. Nous suturons, à l'angle inférieur de la plaie, les 2 bouts de l'intestin sectionné et nous bourrons avec de la gaze iodoformée la cavité qu'avait laissée la masse enlevée et que les anses intestinales n'étaient pas venues remplir.

Nous augurions mal d'une telle intervention, mais nous en fûmes pour nos craintes : le cours des matières, fort compromis avant l'opération, se rétablit facilement par l'anus artificiel ; la cavité se combla avec rapidité. La malade très cachectique engraissa, et au bout de 2 mois, son état était si satisfaisant que je songeai à rétablir la continuité de l'intestin, dont le bout inférieur avait été maintenu actif par des injections de lait. Je m'adressai pour cette opération à l'un de nos collègues qui s'occupe avec grand succès de sutures intestinales. Malheureusement, l'intervention fut difficile et surtout plus longue que ne l'avait supposé notre collègue et la malade ne put supporter le choc opératoire.

La tumeur, que nous avions étiquetée *cancer*, d'après son aspect à l'œil nu, fut déclarée à un premier examen, tumeur d'origine inflammatoire ; et à un second, provoqué par la découverte à l'autopsie de ganglions mésentériques caséeux : « tuberculose de l'appendice, du cœcum, de la valvule iléo-cœcale et du côlon ascendant ».

Obs. XIV. — *Résection du cœcum tuberculeux. Entérorrhaphie. Guérison*, par Gussenbauer. *Sem méd.* de Prague, 1890. Communiquée par Finck.

Homme de 34 ans, entré le 5 mai 1889, ayant eu le typhus 10 ans avant. Son affection débuta il y a un an par des troubles dans les fonctions intestinales. Peu après le repas, il ressentait des coliques qui s'irradiaient dans la région iliaque droite. Sensation d'engorgement de gaz. Selles toujours dures, souvent sanguinolentes. Cinq mois avant son admission à la Clinique, le malade consulta un médecin qui constata une tumeur dans la fosse iliaque droite. Celle-ci augmentant de volume et les douleurs ne s'amendant pas par les lavements et les purgatifs, le malade se décida au traitement opératoire conseillé par le médecin.

Homme de grande taille, maigre, pâle. Cœur normal. La percussion et l'auscultation du poumon ne donnent rien d'anormal. Percussion du foie et de la rate normale. Au-dessus de l'abdomen, son tympanique ; de temps en temps, on voit les mouvements péristaltiques qui vont de droite à gauche. La percussion de la tumeur donne un son mat ; celle des parties voisines, un son exagéré.

Il y a de la sensibilité à la pression ; on sent quelques nodosités.

Pas de dilatation de l'estomac appréciable.

Légère augmentation des ganglions inguinaux.

Le diagnostic fut le suivant : tumeur, vraisemblablement carcinome de la région de la valvule iléo-cœcale avec sténose intestinale.

Le 17 mai, le professeur Gussenbauer procédait à l'opération : incision à 2 travers de doigt au-dessus du ligament de Poupart, parallèlement à lui ; commençant à 3 centim. en dehors de la symphyse, elle va jusqu'au bord externe du carré des lombes.

Apparition d'une tumeur grosse comme un petit poing ; à son bord supérieur adhère l'épiploon qui est lié ; on se convainc que la tumeur est bien cœcale et l'on voit la portion inférieure de l'iléon dilatée. La tumeur est mobile ; les ganglions du mésocœcum sont gros comme une noisette. Le tout est attiré hors du ventre et le reste de l'opération se fait en dehors du péritoine ; on serre le côlon ascendant avec le clamp de Klammer. Extirpation consécutive des ganglions du mésocœcum.

Suture circulaire. 40 points de Gussenbauer à la soie et 10 points sur le mésentère. Les actes opératoires en dehors de la cavité péritonéale sont faits sous une irrigation continue d'eau salicylée. L'imperméabilité de l'intestin étant assurée, on le réduit dans le ventre. Drainage vers l'extrémité lombaire de l'incision par une ouverture dans le carré des lombes et le fascia lombo-dorsal. Suture par étage des parois de l'abdomen. Durée de l'opération : 1 heure 1/4.

*Suites.* — Pas de réaction. Le 2ᵉ jour on enlève le drain, le 10ᵉ, les sutures de la paroi abdominale. Guérison et départ au bout de 3 semaines. Les fonctions sont normales ; il se trouve rétabli et ne souffre plus. Cinq mois après, les douleurs n'ont pas reparu, le malade se sent bien. Il ne tousse ni ne crache, il a de la force et peut travailler. La cicatrice est molle ; selles régulières de bonne consistance.

*Examen anatomique.* — La pièce ayant durci dans l'alcool, mesure du côté concave 13 centim., du côté convexe 10 centim. L'iléon est très dilaté ; la paroi épaissie, sur une coupe transversale, mesure de 1,2 centim. à 0,5 centim. La musculeuse est hypertrophiée. La région valvulaire est très dure au toucher ; on y constate un rétrécissement circulaire formé par un bourrelet gros comme le petit doigt. La paroi du cœcum lui-même présente 4 centim. d'épaisseur, ce qui rétrécit beaucoup son calibre. Cette augmentation en épaisseur intéresse la sousmuqueuse, la musculaire et le tissu sous-séreux dont les couches présentent une dureté surprenante.

La muqueuse du côlon est bourrelée et forme des excroissances papillaires. Le processus vermiforme, long de 10 centim., est dilaté dans sa moitié supérieure. Ses parois, dans cette moitié, ont un diamètre de double épaisseur.

Au centre des ganglions lymphatiques hypertrophiés, on trouve des foyers caséeux circonscrits.

*Examen microscopique* (prof. Chiari). — On ne trouve rien de carcinomateux, mais une infiltration tuberculeuse de la paroi de l'intestin.

Obs. XV. — *Résection du cœcum tuberculeux. Enterorrhaphie. Guérison.* (Gussenbauer).

Homme de 27 ans, admis le 21 août 1889.

Les premiers signes dataient du mois de décembre 1886. Douleurs, coliques et inflammation de l'abdomen. Absence de gaz et de selles, obligeant à recourir à des évacuants ; alors période de diarrhée, après laquelle le ventre redevient normal et les douleurs s'amendent. A Pâques 1887, pour la deuxième fois, obstruction temporaire qui revint de 6 en 6 semaines. Depuis cette époque, ces phénomènes se renouvelèrent, si bien qu'en 1889, il survenait de l'obstruction aiguë combattue par les drastiques. Le malade consulta alors des médecins qui lui trouvèrent une tumeur dans la fosse iliaque droite, et conseillèrent l'extirpation.

Après un traitement de 10 semaines à la Clinique médicale, son état empira. Il avait du météorisme abdominal, et les douleurs augmentaient. Inappétence, amaigrissement. Il se fit admettre à la Clinique ; extrême amaigrissement, peau et muqueuses très pâles.

L'examen du thorax révéla une infiltration du sommet gauche du poumon. Météorisme abdominal ; tumeur au-dessus du ligament de Poupart droit, dont la limite externe atteint 2 travers de doigt en avant de la crête iliaque et dont l'interne se trouve à un travers de doigt devant la symphyse. La paroi abdominale glisse sur la tumeur ; celle-ci a une surface mamelonnée, de consistance solide. Par la palpation profonde, on peut sentir une portion de la tumeur le long de la ligne innominée, le long de la symphyse sacro-iliaque. A l'examen du rectum et des parois abdominales, on constate que la tumeur surplombe dans le petit bassin. En même temps, l'on se convainc que la tumeur est mobile dans une certaine mesure. Les ganglions lymphatiques inguinaux droits sont hypertrophiés. Il faut ajouter que dans la cavité axillaire gauche, une tumeur ganglionnaire atteint la grosseur d'un œuf, et que durant l'été 1888, le malade avait été opéré d'une fistule anale dans le service Dittel.

La présence d'une lésion pulmonaire et ce fait que le malade éprouvait des sueurs nocturnes et présentait de la fièvre à type rémittent confirmèrent le diagnostic de tuberculose du cœcum.

L'extirpation du cœcum fut décidée et pratiquée. Entérostomie entre la portion inférieure de l'iléon et le côlon ascendant, pour rétablir le cours des matières intestinales.

L'opération fut faite le 30 août ; la même technique opératoire fut suivie, et l'opération dura 2 heures 1/4.

Le cœcum était entouré par une tumeur solide, grosse comme le poing. Les ganglions du plexus iliaque étaient en cordon de 4 cent. de diamètre transversal. Le mésentère correspondant au cœcum était relativement long ; aussi fut-il facile de l'enlever. L'iléon était dilaté dans sa portion inférieure.

Suites : le jour même T. 39°,2. Pouls très rapide ; pas de signes péritonéaux. Le 2e jour, la température se maintint à 40° ; aucune modification dans l'état de l'opéré. Le 3e jour, la température descendit à 38° et redevint normale à partir de ce jour. Le malade rendit des gaz. Dix jours après l'opération, première selle d'apparence normale. L'appétit revint et l'état général fut meilleur.

Trois semaines après l'opération, il quittait le lit.

Quant aux fonctions régulières de l'intestin, elles revinrent rapidement. Le malade reprit des couleurs et resta debout toute la journée, sans fatigue.

*Examen anatomo-pathologique.* — Comme dans le premier cas, calibre du cœcum admettant le petit doigt à peine. A l'examen microscopique, tubercules miliaires avec caséification centrale.


Obs. XVI. — *Résection du cœcum tuberculeux (néphrorrhaphie antérieure). Guérison après 34 mois,* par Czerny. *Beiträge zur Klinischen Chirurgie.* (Mitteilungen aus den Kliniken zu Tubingen, Heidelberg, Zurich, Bazel).

Christine W..., 34 ans, couturière. Doit avoir perdu des parents pour tuberculose. A eu des glandes dans sa jeunesse et mal aux yeux. Opérée en 1871 pour ses glandes. En 1885, elle entre à l'hôpital de Mannhim pour une inflammation du ventre avec forte fièvre. Depuis 6 semaines, elle a des nausées accompagnées de collapsus. Traitée pendant 6 semaines sans résultat à la Clinique médicale. elle fut transportée le 4 janvier 1886 à la Clinique de chirurgie. Ventre tendu, douloureux à la pression ; pouls parfois filiforme. Après les poussées aiguës, la sensibilité ne diminuait pas ; obligée de prendre des lavements pour aller à la selle. L'urine contenait de petits corpuscules rouges, avec un peu d'albumine qui disparut deux jours après.

*État.* — Femme maigre, pâle. Ventre ballonné ; à droite et au-dessous de l'ombilic, on perçoit un corps épais et lisse, de la forme et du volume d'un rein, situé dans le petit bassin, où son bord inférieur est accessible par le vagin. Il se laisse déplacer jusqu'à la région lombaire droite. L'ovaire droit est augmenté de volume. Les organes génitaux sont normaux. Dans l'aisselle on sent des ganglions mobiles de la grosseur d'un œuf de poule. On en sent également à la nuque et au cou du volume d'un haricot. La néphrorrhaphie est pratiquée le 9 janvier 1886.

Après cette opération, il y eut deux poussées nouvelles légères.

La malade partit le 5 mars ; le 21 mai elle revenait avec les mêmes douleurs qu'autrefois.

La tumeur se déplaçait comme avant l'opération ; il n'y avait pas trace d'albumine.

On fit une incision exploratrice sur la tumeur.

*Opération,* le 12 juin. — Incision de 13 centim. au bord externe du grand droit ; on trouve une tumeur située à la jonction de l'iléon et du cœcum, remontant à la partie inférieure du côlon ascendant. On fit la résection. Le rein droit était à sa place normale ; la tumeur se laisse attirer hors de la plaie abdominale et on l'entoure de compresses. Puis l'intestin est lié en haut et en bas de la tumeur ainsi que le mésentère avec une ligature élastique. Les portions malades avec la portion de mésentère correspondante furent réséquées. Les deux ouvertures intestinales furent réunies au moyen de la suture en double série ; d'abord six sutures séreuses postérieures ; une suture muqueuse courte et interne, puis douze sutures muqueuses antérieures et 13 sutures séreuses à la soie.

L'orifice du mésentère est fermé par quelques sutures en boutonnière. Fermeture de la plaie abdominale, avec double suture. Durée 2 h. 1/4.

La portion réséquée de l'intestin comprend 3 centim. d'iléon et 14 centim. de cœcum avec côlon ascendant. La valvule de Bauhin est perdue dans du tissu de cicatrice. A sa place, on trouve une sténose du canal intestinal. L'ectropion de la muqueuse a disparu ; la muqueuse de la cicatrice est blanche. Vers le côlon se trouve une ulcération circulaire, serpigineuse, avec de petits îlots dans le tissu sain. Le fond est mou, les bords en bourrelet.

Une autre ulcération large de 4 centim., qui semble cicatrisée, se trouve près de l'extrémité terminale de l'intestin réséqué. Le mésentère contient des ganglions lymphatiques plus ou moins gros, en partie caséeux.

L'appendice vermiforme est également épaissi ; la muqueuse est ulcérée et détruite.

*Suites :* Fièvre légère, maximum 39° ; dans les premiers jours, on administra de l'opium et de la morphine. Nourriture liquide depuis le 13 juin ; 14° jour, nourriture solide.

On constate le 14 juin en enlevant le pansement qu'il y a guérison sans suppuration.

6 juillet. Elle quitte le lit. Le 9 août, elle a augmenté de poids. Digestions régulières, pas de douleurs. Du 9 septembre 1886 au 8 mars 1887, légère diminution de poids, douleurs abdominales, diarrhée. Le 11 mars 1889, trois ans après l'opération, elle est en bon état. La cicatrice est bien lisse, les ganglions inguinaux sont plus accusés à droite qu'à gauche.

A l'aisselle et au cou, les ganglions ont augmenté de volume ; elle a par jour deux ou trois selles diarrhéiques. Mais les poussées douloureuses du début n'ont jamais reparu. En somme, diagnostic difficile ; malgré les ganglions, la forme et la position de la tumeur en imposaient pour un rein mobile.

Bc.                                                                6

Obs. XVII. — *Tumeur tuberculeuse de l'intestin localisée au cœcum.*
*Résection, lésion de l'uretère, néphrectomie. Mort par péritonite.*
Czerny, *loc. cit.*

Jean, M..., 54 ans, maître sellier, doit avoir perdu son père d'une tumeur ulcérée du mollet et une sœur d'un cancer du sein. Depuis 4 ans, il se plaint de douleurs vagues de l'abdomen et de diarrhée. Depuis un mois, son médecin a découvert une tumeur de la grosseur d'un œuf de poule dans le côté droit de l'abdomen.

*État*, le 16 juin 1886. — Cachexie, perte des forces. Depuis le bord du grand droit jusqu'à l'épine iliaque, on sent une tumeur de la grosseur d'un petit poing, de consistance épaisse, sensible à la pression, se laissant légèrement déplacer de haut en bas. Par le rectum, elle est accessible au doigt. La prostate a augmenté de volume ; pas d'inflammation ganglionnaire. A la suite de diarrhée incoercible, comme l'état général empirait et que la tumeur augmentait de volume, le 30 juin 1890, on fit la résection de l'intestin, avec le diagnostic de carcinome probable du cœcum.

Incision abdominale de 17 centim. pratiquée parallèlement et en dehors du grand droit.

Tumeur de la grosseur du poing intéressant le cœcum et le côlon ascendant. Nombreuses ligatures en masse. Un abcès paratyphlitique vide son contenu sanieux dans le ventre. La tumeur adhérait à la capsule rénale, au foie, à la vésicule biliaire. On l'extirpe de la plaie abdominale, on place autour de l'intestin par en haut et par en bas et autour du mésentère correspondant, trois ligatures élastiques et la masse de la tumeur est coupée sur une longueur de 9 centim. Les lumières de l'intestin furent réunies à la soie avec 13 sutures internes et 17 externes. La brèche du mésentère fut fermée avec quelques sutures profondes.

L'uretère droit qui adhérait à la portion postérieure de la tumeur fut lésé et l'on dut énucléer aussitôt le rein droit. Nettoyage, pansement à l'iodoforme. Deux étages de suture en double rangée. L'examen microscopique montre les nodosités tuberculeuses caractéristiques.

*Suites :* Les 2 premiers jours, tout alla au delà de toute espérance. La diurèse paraissait suffisante. Le 3e jour pourtant, il y eut du météorisme ; le malade vomit, la température monta et la mort survint dans le collapsus le 6 juillet, à la suite d'une péritonite pyo-stercorale ; la suture intestinale avait cédé par sphacèle des bords suturés. D'ailleurs la péritonite avait dû débuter dès les premiers jours de l'opération, par suite de l'infection due à l'abcès que nous avons mentionné.

*Autopsie.* — Dans les poumons, hypostase au sommet droit et plus rarement, dans les autres coupes, quelques foyers péribronchitiques d'un

gris noir. La valvule mitrale est épaissie à son bord et présente des ta-
ches de graisse. L'endocarde est fibreux; les intestins, surtout le côlon
transverse, sont fortement dilatés. Le revêtement séreux est trouble,
infiltré de sérosité et de pus. Le sphacèle des bords de la suture a permis aux matières de s'échapper. La surface du rein gauche est un peu
granuleuse, avec des nodosités blanches (fibromes?) L'iléon et le côlon
montrent, au voisinage de la suture, de nombreuses pertes de substance, où l'on aperçoit la muqueuse, d'un aspect lisse.

Obs. XVIII. — *Ulcération tuberculeuse du cœcum guérie par résection intestinale.* Czerny, *loc. cit.*

Edouard M..., menuisier. Souffre souvent de maux d'estomac et constipation. Depuis 2 ans, il avait une inflammation diffuse de la région
cœcale, qui disparut par l'effet des purgatifs. Il y a un an, il remarqua
d'abord qu'il lui venait une tumeur circonscrite qui changeait de volume
et lui occasionnait quelquefois des douleurs, sans trop le gêner. La
diète le remit assez bien, les selles étaient régulières ; mais un excès
de bière amena une dernière crise.

État le 7 juin 1888. — Homme chétif, présente à 3 doigts en dedans
et en haut de l'épine iliaque droite, derrière la paroi abdominale, une
tumeur de la grosseur d'un œuf de poule, de consistance élastique,
qui, pendant la respiration, monte et descend nettement et se laisse
déplacer de droite à gauche d'une largeur de main. Percussion très douloureuse, sonorité mate.

*Diagnostic clinique :* Tumeur de l'intestin, vraisemblablement bénigne.

*Opération,* le 11 février 1888. — Incision au-dessus de la tumeur ;
celle-ci découverte, elle est attirée au dehors, nouée en haut et en bas
avec des ligatures élastiques portant aussi sur le mésentère, puis réséquée. Comme la ligne de section tombe encore sur une ulcération, on
résèque en outre un centimètre d'intestin grêle. Les ouvertures des
intestins sont égalisées ; suture en double rangée avec la soie. Nettoyage
et sutures de la paroi.

*Examen anatomique.* — Le fragment réséqué présente une tumeur
tuberculeuse molle, élastique, recouverte dans sa portion postérieure
de pseudo-membranes verruqueuses analogues à des granulations ; il
mesure du côté convexe 8 centim. environ et 6 centim. du côté concave.
2 centim. environ appartiennent à l'iléon, le reste au gros intestin. La
valvule iléo-cœcale est perméable au petit doigt, le cul-de-sac oblitéré
en partie par des cicatrices.

A l'intérieur on voit des ulcérations irrégulières, sanguinolentes, de
la grosseur d'un pois ou d'un haricot. Les bords de la muqueuse sont

rongés ; l'appendice vermiforme est épaissi ; dans sa moitié centrale, la muqueuse est ulcérée.

*Diagnostic anatomique :* Ulcération tuberculeuse du cœcum et de l'appendice vermiforme avec sténose de la valvule de Bauhin. Le microscope a confirmé la diagnose.

Suites favorables. — Le 3e jour, la température monte à 38°,8. Pendant 2 jours, vomissements légers. Diète, d'abord liquide. Au début de la 2e semaine, nourriture solide ; le 25 février, pour la première fois, les selles sont bonnes. Guérison par première intention. Le 2 mars, le malade se lève avec un bon bandage. Les forces reviennent rapidement. Au mois d'avril 1889, j'ai appris que ce malade se mariait.

Obs. XIX. — *Résection intestinale étendue (iléon, cœcum, côlon) pour tuberculose. Guérison,* par Roux. *Revue méd. de la Suisse Rom.* Genève 1891. (Résumé.)

9 mai 1890. M<sup>me</sup> Marie J. R..., 28 ans, mariée, sans enfants ni fausse couche.

*Antécédents héréditaires.* — Un frère poitrinaire, ainsi qu'une tante et des grands-parents.

*Antécédents personnels.* — A 20 ans, en automne, après un violent effort en arrière, elle ressentit pendant 2 jours des douleurs suraiguës dans la région iléo-cœcale. Au printemps suivant, douleurs violentes pendant une journée entière, au même endroit.

Dès lors, chaque année, au printemps et en automne, la malade avait sa *crise douloureuse* durant 1 jour, avec vomissements, frissons et « tortillées horribles » dans tout le ventre, surtout à droite. Après les crises qui duraient 24 heures, euphorie absolue ; aussi son état s'est-il maintenu assez satisfaisant jusqu'à l'hiver 1889 où elle jouissait encore d'un embonpoint remarquable. Mais à ce moment, elle commença à maigrir et à avoir de la diarrhée qui ne l'a plus quittée depuis. Elle a eu sa crise en automne, comme d'habitude.

De plus, la région cœcale est devenue *douloureuse à la pression ;* dans les selles, on a trouvé ce qu'elle appelle de la « raclure de boyau ». Faiblesse et un peu de toux depuis l'hiver. Règles moins abondantes, douloureuses.

*État actuel.* — Femme amaigrie, habitus phtisique.

*Poumons* sains, sauf en avant et à droite où l'on trouve un soupçon de bruit à l'expiration.

Ventre aplati, légèrement tendu, présente dans la région appendiculaire une tumeur qui occupe la moitié externe de l'espace spinoso-ombilical, longe la bonne moitié du ligament de Poupart, et se perd peu à peu sur le cœcum et le côlon. Elle est ovoïde, sensible au palper, mate à son centre. Le cœcum et le côlon offrent de la résistance par leur paroi, car ils sont vides, vague fluctuation dans la profondeur. La tumeur est quelque peu mobile profondément, elle n'adhère pas à la paroi abdominale. Au toucher vaginal, rien d'anormal.

Diagnostic : Pérityphlite appendiculaire perforatrice, probablement avec tuberculose cœcale.

*Opération*, le 10 mai 1890. — Avant l'opération, un examen complémentaire en narcose fait voir que la tumeur n'est pas un abcès simple, mais une tumeur creuse, à parois épaisses, tympanique par places, représentant probablement un paquet d'adhérences qui englobe le cœcum.

Incision oblique à 1 ou 2 doigts en dedans de la crête iliaque. On trouve que la tumeur comprend dans des adhérences friables le cœcum, l'appendice, l'abcès éventuel, etc. On constate l'épaississement des parois intestinales jusqu'au coude du côlon. Le doigt enfoncé dans l'iléon ne peut s'engager dans la valvule de Bauhin.

On détache toute la tumeur de la F. I., découvrant le muscle; on sectionne l'iléon à 6 ou 8 centim. au-dessus de la valvule, et on l'abouche dans le côlon transverse par 3 plans de sutures renforcées par le mésentère et l'épiploon. L'infiltration de la paroi du côlon transverse lui-même rend la suture très difficile, à cause de la friabilité de l'intestin. L'iléon, rabattu en haut, pénètre le côlon par la face opposée au mésocôlon. On enlève alors la tumeur avec tout le côlon ascendant, et une partie du côlon transverse. On fait pour cela de nombreuses ligatures en dedans du cœcum et du côlon ascendant. On voit le nerf crural, l'artère iliaque interne, l'uretère, etc... On ferme ensuite le côlon transverse à la façon du cœcum, par 3 plans de suture. Tamponnement de la F. I. à la gaze iodoformée, 2 drains accolés.

Réunion des 2 extrémités de la plaie seulement, plan par plan. Le nouveau cœcum est dans l'angle supérieur de la plaie. Pansement.

La description soignée de la pièce qui accompagne l'observation, ne diffère pas de celles que nous avons données; on y retrouve l'épaississement énorme des parois, la rigidité et le rétrécissement de la valvule, la destruction plus ou moins totale de la muqueuse, ailleurs son aspect papillaire et comme verruqueux, etc... L'appendice perdu dans les fongosités, était perforé en son milieu.

*Suites.* — Fort simples, on a eu pendant quelques jours une petite fistule stercorale, due à la dépression de quelques points mal nourris sur la paroi intestinale. Mais cette fistule s'est fermée; la malade se levait le 29 mai, et le 11 juillet elle quittait l'hôpital transformée physiquement et moralement.

*État à la sortie.* — Petite fistulette, donnant une sécrétion insignifiante, bon appétit, selles normales.

Diagnostic anatomique du professeur Stilling : Ulcérations tuberculeuses du côlon, du cœcum et de l'appendice vermiforme. Tuberculose des ganglions lymphatiques adjacents, etc.

Obs. XX. — *Résection du cœcum et de l'iléon. Guérison.* W. Sachs,
12 novembre 1891.

L..., de Mulhouse, 41 ans, jouissait auparavant d'une bonne santé.
Pas d'antécédents héréditaires. Bien réglée depuis l'âge de 14 ans. Dans
les derniers temps elle avait souvent de la fièvre et des frissons. I enfant. Pas de fausses couches, jamais de maladie antérieure.

Depuis cinq ans, elle se plaignait d'une douleur localisée à la région
iliaque droite et à la jambe droite; les selles étaient irrégulières depuis
longtemps. Les garde-robes étaient souvent dures et friables, de l'épaisseur d'un petit doigt. Depuis un an environ, la malade sent une
tumeur dans la partie droite du ventre. A gauche elle était inappréciable.
Elle pensait que la douleur et la tumeur résultaient d'un mal d'enfant
et consulta à ce sujet mon frère le Dr A. Sachs, qui, en dehors d'une
rétroversion très accentuée de l'utérus, constata une tumeur mobile qui
semblait tenir à l'intestin et pour l'ablation de laquelle il conseilla la
laparotomie.

Ajoutons que dans les deux dernières années, la malade avait souvent de la peine à uriner et rendait une infime quantité d'urine.
Suivant son expression, « elle ne pouvait en finir ». Coliques violentes
pour lesquelles on fit des piqûres de morphine, selles douloureuses.

*État au 25 octobre 1891.* — Femme pâle, à mine cachectique, pouls
petit, 90. Muqueuses très anémiées, température normale.

*Examen.* — Peau du ventre ridée, abdomen légèrement turgescent,
non tendu. Les intestins se meuvent avec bruit. Le palper abdominal
est extraordinairement sensible. Les endroits particulièrement douloureux sont la région péri-ombilicale et tout le côté droit.

A gauche, légère sensibilité à la pression, on sent des scybales dans
l'S iliaque.

A une palpation attentive, quand on appuie profondément la main sur
le ligament de Poupart du côté droit, on sent une résistance extrêmement nette, s'étendant jusqu'au petit bassin.

La surface est bosselée et donne la sensation du plateau supérieur
d'une tumeur entièrement sphérique. De plus, on sent dans la région
lombaire droite, par la palpation bimanuelle d'avant en arrière, une
tumeur très nette grosse comme une tête d'enfant, de surface lisse et
de consistance kystique, ne suivant pas les mouvements de la respiration, mobile suivant les positions.

Fluctuation manifeste. A la surface de la tumeur, on perçoit le gargouillement intestinal.

La première tumeur perçue d'abord dans la fosse iliaque droite sort
nettement du petit bassin dans la position de Trendelenburg. On peut
la déplacer de droite à gauche et de haut en bas.

Des deux côtés de la tumeur, on peut sentir se continuer un cordon qui va d'une part dans le petit bassin, de l'autre vers le diaphragme.

Par le toucher vaginal, on perçoit l'utérus en rétroflexion et dévié vers la droite dans l'excavation sacrée. Le redressement en est douloureux. L'ovaire gauche ne peut être senti, le droit s'offre à la palpation. Le paramétrium droit est libre. De là, on sent la tumeur abdominale qui paraît avoir la grosseur du poing; elle est très mobile, dure et bosselée, séparée très nettement de l'utérus.

Par le toucher rectal, on sent encore un myôme utérin, gros comme un œuf d'oie dans le cul-de-sac de Douglas. L'urine filtrée ne contient pas d'albumine; elle est riche en indican. *Le cœur et les poumons sont sains.*

*Diagnostic:* Tumeur de l'intestin dans la région iléo-cœcale, vraisemblablement carcinome, hydronéphrose à droite. Indication : laparotomie, entérostomie.

*Opération,* 12 novembre 1891. — L'opération est pratiquée avec l'assistance de mon frère, à la Maison des Diaconesses de Berlin.

La préparation ne put avoir lieu comme d'habitude, à cause de l'effet excessif que produisaient les purgatifs. Sous-nitrate de bismuth pendant plusieurs jours. Diète, de façon à supprimer les selles, jus de viande, œufs; pas de lait. Le matin, 2 heures 1/2 avant l'opération, une tasse de café noir avec du cognac.

Le bassin ayant été élevé, pour faire saillir la tumeur sur l'os iliaque, une incision fut faite sur sa partie saillante, se dirigeant vers le ligament de Poupart. Perte de sang insignifiante.

Le péritoine ouvert est fixé provisoirement des deux côtés à la soie; la tumeur est amenée hors du ventre, avec l'intestin; le méso-cœcum est assez long. Aucune adhérence avec le voisinage. La tumeur, grosse comme le poing, bosselée, comprend la région iléo-cœcale. Le cœcum n'est plus reconnaissable; dans le mésentère, on trouve quelques ganglions mobiles gros comme des noisettes. Du côté de l'iléon, la paroi est épaissie et l'on y voit des nodosités, grosses comme un grain de chanvre. La séreuse est très vascularisée. L'iléon n'est pas dilaté, quant au côlon ascendant, il est très large et mince. Une fois orienté, je plongeai une main bien aseptique dans le petit bassin pour redresser l'utérus, ce que je fis facilement. Je sentis le fibrome pédiculé de la paroi postérieure signalé à l'examen.

Les bords de la plaie abdominale furent recouverts avec des compresses imbibées d'eau salée et de sublimé. A quelques centimètres de la tumeur on plaça sur l'iléon deux presse-artères de Köcher, de façon à laisser entre elles un pont large de quelques centimètres à peine. Pour le côlon ascendant, ces pinces étant insuffisantes, on employa deux pinces-clamp plus larges. On sectionna entre les pinces de l'iléon; les surfaces de section furent net.oyées avec des compresses de sublimé.

Le mésentère fut réséqué suivant une ligne concave vers la région iléo-cœcale qui finit aux longues pinces du côlon ascendant. On coupa entre les pinces du côlon et la tumeur fut enlevée du champ opératoire. Les pinces du mésentère furent liées en série avec de la soie, 25 p. environ. On confia à l'assistant les sections intestinales pour la compression digitale ; cette besogne fut facile pour l'iléon qui était mobile. Il n'en fut pas de même pour le côlon qui adhérait intimement en haut, vers la région hépatique. Les pinces mises sur l'intestin étant enlevées, et celui-ci étant aseptisé avec des compresses de sublimé, la réunion des surfaces inégales de l'iléon et du côlon fut commencée. La lumière du côlon fut diminuée comme l'on fait pour celle de l'estomac dans la résection du pylore ; pour l'iléon, on fit une suture annulaire comprenant la séreuse, la tunique musculaire et le bord mince de la muqueuse. Le bord mince fut suturé à points séparés. Nettoyage au sublimé et à l'eau salée. Suture abdominale et pansement avec une couche de collodion.

Le 12. Dans l'après-midi, un vomissement, douleur modérée de l'abdomen. La malade reçoit alternativement de deux en deux heures un lavement d'eau et un lavement nutritif. Par la bouche, une cuillerée de café avec du cognac, de demi-heure en demi-heure. Le cathétérisme donne trois quarts de litre d'urine légèrement trouble. Température du soir : 37°,2. Pouls : 76. Piqûre de morphine.

Le 13. Douleurs légères à droite en toussant, pas de gonflement du ventre. La malade se sent bien. Urine : 1 litre 1/4 en 24 heures. Morphine, diète. T. : 37°,3. P. : 76.

Le 14. Le collodion est enlevé ; quelques points de suture retirés. Réunion parfaite. On remet du collodion. Abdomen légèrement tendu, pas de vomissements. Jusqu'ici pas de vents. Le soir, elle se sent assez bas. Le météorisme a augmenté au point de la gêner pour respirer. On augmente la dose de morphine. Thé et cognac tous les quarts d'heure.

Le 15. Dans la nuit, beaucoup de gaz intestinaux. La malade se sent très soulagée ; plus de douleurs. La tumeur rénale se réduit à la grosseur du poing. Maximum de temp. : 37°,4. Pouls : 90.

Le 22, la malade se lève pour la première fois. Aujourd'hui, première garde-robe.

La malade m'a avoué avoir absorbé dans la nuit de l'opération toute l'eau qui se trouvait à sa portée, et devait servir à se rincer la bouche.

Depuis, selles régulières.

Le 25, le malade s'en va. A ce moment, elle paraissait bien mieux qu'avant l'opération, la cicatrice était linéaire, indolore. Pas de douleur dans les efforts de la toux. Urines suffisantes, un peu troubles. Tous les aliments sont tolérés.

Huit jours après qu'elle eut réintégré son domicile, je fus appelé. Elle avait de la fièvre, les règles n'étaient pas venues.

Le 3 décembre au soir, on constate une température de 39°,5. P. : 96.

État général bon, rien du côté de l'abdomen. L'appétit seul est diminué.

Les jours suivants, la malade se plaignit de douleurs dans la région lombaire gauche, surtout à la pression. Elle avait de la fièvre et l'urine contenait de l'albumine. De plus on y trouva à l'examen du pus et des cellules épithéliales de toute forme, comme dans le catarrhe vésical. On fit le cathétérisme, la fièvre tomba après un lavage de la vessie. Puis le sac hydronéphrotique se vida spontanément et la malade se sentit mieux.

*Examen anatomo-pathologique.* — La pièce comprend la région iléo-cœcale avec 9 centim. d'iléon et 8 centim. de gros intestin avec l'appendice, ainsi qu'une portion de mésentère dont la ligne de section concave atteint 20 centim. et dans laquelle on voit beaucoup de ganglions de la grosseur d'une noisette. Les lésions que l'on observe consistent, sur l'iléon, en un rétrécissement annulaire de la paroi intestinale. La séreuse est blanche et présente des nodosités nombreuses de la grosseur d'une lentille. Elle est vasculaire vers les limites de la lésion. Toute la zone rétrécie est beaucoup plus épaisse que l'intestin voisin. Sur le gros intestin, on trouve une tumeur grosse comme une orange comprise entre les deux feuillets du mésentère et dont l'aspect superficiel est identique à celui de l'iléon.

La muqueuse de l'iléon, sur une coupe suivant l'axe de la tumeur, se montre normale, de même que la portion qui va du premier rétrécissement à la tumeur. Par contre, il existe une deuxième sténose annulaire située au centre de la tumeur et sur laquelle la muqueuse est profondément ulcérée et déchiquetée. La circonférence de l'iléon comprend 7 cent.; celle du côlon est élargie en ampoule.

Sur une coupe transversale, la tumeur a une teinte blanc rosé; elle est épaisse et la circonférence du côlon ascendant réséqué est de 10 centim. Le siège de la tumeur est exactement la valvule iléo-cœcale.

*Examen microscopique,* par le D^r Langhaüs de Berne, 30 décembre 1891. — La muqueuse normale n'existe plus, les lambeaux qui la remplacent sont composés d'un tissu fortement infiltré, où l'on ne trouve que peu de cellules épithéliales. Les tuniques sous-muqueuse et musculaire ne peuvent être séparées, tandis que la plus grande partie de celle-ci est occupée par de nombreux groupes de petits tubercules. Peu de cellules géantes, pas de caséification. Les tubercules n'atteignent pas les parois externes des fibres musculaires longitudinales.

Au niveau du rétrécissement, la muqueuse présente de nombreux tubercules; en un seul endroit quelques glandes de Lieberkühn sont conservées. Dans la paroi intestinale, groupes irrégulièrement distribués de tubercules de même aspect. Quelques-uns sont sous la séreuse.

Ganglions lymphatiques ; trabécules fortement épaissies, la plus grande partie est envahie par des tuberculés, à cellules géantes nombreuses. L'aspect de la tuberculose intestinale répond à celui du lupus cutané, celui des ganglions lymphatiques au lymphome granuleux de Virchow.

*Conclusion :* Il s'agissait donc d'une tuberculose locale survenue chez un malade qui n'était auparavant nullement tuberculeux.

Quand à l'hydronéphrose du côté droit qu'a présentée cette malade, l'auteur paraît supposer qu'elle s'explique par une compression de l'uretère exercée par la tumeur intestinale.

Si elle ne disparut pas immédiatement après l'opération, il est permis d'admettre qu'il s'était formé à la suite du cathétérisme devenu nécessaire après l'opération, une irritation du côté des voies urinaires, ainsi que le pus trouvé dans les urines semble en être la preuve. Les jours suivants, en effet, l'on voit, à la suite du traitement, l'inflammation diminuer et la tumeur urineuse se vider spontanément. Il n'est cependant pas impossible, dit-il, qu'il y ait eu poussée de néphrite tuberculeuse du côté du rein droit.

OBS. XXI. — *Tuberculose du cæcum. Résection partielle. Guérison.* RICHELOT. *Bull. de la Soc. de chirurgie,* 23 mars 1892.

Jules B..., 28 ans, a depuis plusieurs mois des alternatives de constipation et de diarrhée et, de temps à autre, il éprouve des *douleurs* dans la *fosse iliaque droite.* Tous les mois, ou peu s'en faut, il est obligé de garder le lit plusieurs jours et cette exacerbation coïncide avec un léger mouvement fébrile.

Entré à l'hôpital Tenon, le 3 janvier 1891, je lui trouve dans la F.I.D. une tumeur bosselée et dure qui paraît grosse comme un petit œuf et adhère profondément ; il a bonne apparence, mais l'auscultation révèle de légers craquements aux deux sommets. Nous pensons à l'appendicite simple, à la typhlite tuberculeuse ; mais j'incline à admettre une dégénérescence tuberculeuse des ganglions iliaques, si bien que, le 19 janvier, par une incision curviligne commençant au-dessus de l'épine iliaque et finissant au milieu de l'arcade crurale, je vais à la recherche des ganglions en décollant le péritoine. Je ne trouve pas de ganglions ; mais, arrivé au niveau du psoas, je sens la tumeur à travers le péritoine et je vois que pour la découvrir, il faut pénétrer dans la séreuse. Ayant fait une boutonnière suffisante, je tombe sur l'appendice adhérent, épaissi ; je le détache peu à peu et je le résèque au voisinage de l'intestin ; puis je ferme l'orifice intestinal par un triple surjet à la soie fine, prenant successivement les 3 tuniques. Cela fait, j'explore le cœcum et j'y trouve, en arrière de l'appendice, une plaque indurée, jaunâtre, large comme une pièce de 2 francs. C'est un foyer tuberculeux occupant l'épaisseur de la paroi. Après avoir circonscrit la portion d'intestin malade par 2 pinces à mors faibles, — une certaine épaisseur de gaze iodoformée protégeant les tuniques, — j'entreprends l'extirpation intégrale de ce foyer. Dissection laborieuse ; dans un point, la masse tuberculeuse pénètre si profondément qu'il faut ouvrir le cœcum en réséquant une portion de muqueuse large comme une pièce de 50 cent. Ensuite, je répare la perte de substance par 4 plans de suture à la soie fine, les 2 premiers sur la muqueuse et la musculeuse, les 2 derniers sur la tunique péritonéale ; les dimensions du cœcum me permettent d'obtenir ce large affrontement sans rétrécir notablement sa cavité.

La réduction de l'intestin et la suture en étages de la paroi terminent l'opération qui n'a pas duré moins de 2 heures. La guérison fut parfaite.


Obs. XXII. — *Tuberculose du cœcum. Résection partielle. Guérison.*
Richelot, *loc. cit.*


Jacques R..., 20 ans, grand buveur d'absinthe. Depuis quelques mois il a beaucoup maigri, ses forces diminuent, son appétit est nul. Mais il ne tousse pas et l'examen des poumons ne révèle pas de signes de tuberculose.

Il y a 3 ans, il fut pris tout à coup de *douleurs vives dans la F. I. droite*, avec fièvre et constipation ; tout disparut après quelques jours de repos. Au printemps 1890, mêmes accidents qui s'amendèrent de la même façon. Enfin, le 10 juin 1891, après de grands efforts pour soulever un fardeau, douleur iliaque violente qui l'oblige à cesser tout travail et à garder le lit ; coliques sans diarrhée et vomissements.

Le 13, il vient à l'hôpital, sans fièvre, mais continuant à souffrir. On sent dans la fosse iliaque une petite tumeur dure, allongée verticalement *au niveau même du cœcum ;* aucun empâtement inflammatoire ne l'entoure. Le *diagnostic* qui se présente à l'esprit est celui d'appendicite à rechutes ; pour préciser davantage et par analogie avec les faits déjà vus, *typhlite tuberculeuse.*

Je fais, le 24 juin 1891, une incision analogue à celle de la ligature de l'iliaque interne ; j'arrive sur le péritoine épaissi, à travers lequel je sens la tumeur qui adhère à sa face profonde. Dans l'étendue de 3 à 4 centim., j'ouvre le péritoine avec prudence pour ne pas blesser la paroi intestinale ; celle-ci étant mise à nu, je la décolle avec le doigt, j'agrandis la boutonnière péritonéale et j'attire le cœcum au dehors. Il vient avec la fin de l'intestin grêle et une portion d'épiploon adhérente, que je résèque après ligature. Puis je dispose autour de l'intestin quel-

ques éponges montées et je place les pinces à mors flexibles sur le
cœcum au-dessus de la tumeur et au-dessous d'elle sur l'iléon. Cette
tumeur est un noyau dur incorporé à la paroi cœcale au niveau même
de l'abouchement de l'intestin grêle et empiétant sur lui. J'entreprends
la dissection, je reconnais et j'isole peu à peu un foyer tuberculeux qui
pénètre profondément entre les tuniques; je ne vois rien qui ressemble
à l'appendice, caché sans doute derrière le cœcum. J'enlève d'abord la
partie du foyer qui envahit l'intestin grêle, j'amincis sa paroi sans compromettre beaucoup sa solidité, dans une largeur de 2 cent. environ ; je
nettoie bien la surface cruentée avec la curette, puis j'attaque le noyau
principal.

Ici, la paroi est creusée profondément dans une étendue de 3 à 4 cent.
et réduite à la seule muqueuse sur 1 cent. carré. En aucun point la
cavité intestinale n'est ouverte ; mais, comme l'amincissement est con-
sidérale, je dois reconstituer la paroi, après avoir touché la perte de
substance avec la solution phéniquée forte. Je fais des sutures à la soie
fine, en suivant les sinuosités de la plaie et en fronçant l'intestin, assez
large pour me laisser faire plusieurs étages. Enfin le cœcum est réduit
et la plaie abdominale fermée.

Les suites de l'opération, qui a duré 1 h. 1/2, ne valent pas d'être
notées ; apyrexie complète et guérison rapide.

Le malade a été revu bien portant jusqu'au mois de février 1892.

Ces observations prouvent brillamment le bénéfice que peut retirer
le patient d'une intervention précoce, guidée par un diagnostic exact.
Mais nous ne voyons pas grand avantage à conserver la muqueuse
qui recouvre de pareils foyers, alors qu'elle a été reconnue malade
dans la grande majorité des cas.

Obs. XXIII. — *Un cas de typhlite avec perforation tuberculeuse(?) du
cœcum. Incision simple. Mort.* MARCHAND. *Bull. Soc. chir.*, 16 mars
1892.

On admit à l'hôpital St-Louis, salle Cloquet, au mois de juin 1891, un
malade qui était alité depuis près de 4 mois, pour des douleurs internes
qu'il ressentait dans la F.I.D. et qui semblaient remonter vers le flanc
droit. L'état était misérable : amaigrissement prononcé, inappétence
complète, diarrhée incoercible. Localement, flexion de la cuisse ; la fosse
I.D. semble profondément remplie par une masse indurée qui ne donne
lieu à aucune sensation de fluctuation. Je pensai qu'il s'agissait d'un mal
de Pott lombaire, avec formation d'un volumineux abcès par congestion
à marche rapide.

Au bout de quelques jours, il survint de la température et je fus forcé d'ouvrir largement la fosse iliaque. Cette dernière était complètement disséquée par une vaste collection de pus très fétide. Le malade succomba quelques jours après aux progrès de la cachexie et de l'infection.

A l'autopsie, on constata une perforation de la paroi postérieure du cœcum arrondie, d'un demi-cent. de diamètre. Les parois de l'intestin étaient épaissies et indurées, comme si elles avaient été le siège d'une inflammation chronique.

Les autres organes étaient sains ; rien du côté de la colonne vertébrale ni de l'appareil pulmonaire. Les autres portions du tube digestif ne présentaient aucune altération.

OBS. XXIV. — *Tumeur du cœcum. Résection et entérorrhaphie. Guérison.* HOCHENEGG (de Vienne). *Sem. médic.*, 9 septembre 1891.

Homme de 33 ans. Pas d'antécédents. Sa maladie avait débuté, il y a plus d'un an et sans cause connue, par de la diarrhée et des vomissements, avec douleurs vives dans la région iléo-cœcale et gonflement de tout le ventre. Depuis cette époque, le ventre était toujours demeuré sensible. En avril 1890, nouvelle *crise douloureuse* semblable à la première ; à cette occasion, on constata qu'il y avait dans la fosse iliaque une tumeur dure, douloureuse et immobile. M. Hochenegg porta le diagnostic de *tumeur maligne du cœcum.* Il fit la laparotomie et trouva une tumeur fixée profondément dans le petit bassin, ce qui le fit renoncer à l'extirpation totale. Il se contenta, après avoir lié le côlon et l'iléon, de les sectionner au-dessus et au-dessous de la tumeur, puis de les réunir par la suture circulaire. Quant au tronçon réséqué, il fut laissé en place, ses deux extrémités fixées dans la plaie abdominale.

Les suites n'en furent pas moins bonnes ; le troisième jour le malade allait à la selle et depuis il y va régulièrement. L'anse réséquée peut être lavée par la plaie et ne sécrète plus qu'un peu de mucus.

La tumeur a diminué de moitié, les adhérences ont disparu et l'anse réséquée est devenue mobile et peut être maintenant extirpée. Cela prouve qu'il ne s'agissait pas d'un carcinome ; il ne peut être davantage question de tuberculose, car le malade ne présente aucun autre symptôme de cette affection et les injections de tuberculine n'ont produit chez lui aucune réaction. Il s'agit probablement d'un processus inflammatoire.

Les deux cas précédents, bien que le contrôle histologique leur ait fait défaut, sont évidemment suspects de tuberculose ; c'est l'opinion qu'exprime M. Marchand pour le premier d'entre eux. Quant au dernier, les raisons qui ont fait exclure ce diagnostic sont rien moins que décisives.

OBS. XXV. — *Typhlite tuberculeuse chronique. Mort.* P. REYNIER. *Bull. Soc. chir.*, 2 mars 1892.

Jeune homme de 25 ans, fils d'un père mort de tuberculose pulmonaire et ayant eu un frère phtisique. Cinq mois avant que je ne fusse appelé, il avait eu, d'après le diagnostic porté par M. Gosselin, qui l'avait soigné à cette époque, une typhlite avec abcès de la F.I.D. ouvert par M. Gosselin. L'ouverture de l'abcès était devenue fistuleuse et c'est dans ces conditions que le malade était venu me trouver. Quelque temps après, un nouvel abcès de la F.I. se produisit, que j'ouvris. Le pus qui s'en écoula ressemblait à du pus d'abcès froid. Je pensai à ce moment que le diagnostic primitivement porté pouvait être erroné; et je cherchai, mais inutilement, une lésion osseuse du côté de l'os iliaque. Quelque temps après, par l'ouverture que j'avais faite s'écoulèrent des matières stercorales et il s'établit une fistule stercorale, qui au bout de quelque temps se ferma spontanément. Mais de nouveaux trajets fistuleux se formèrent à la suite d'abcès, un du côté de l'ombilic, les autres dans la masse sacro-lombaire. Je les ouvris successivement et M. Bouilly doit se rappeler qu'un jour il voulut bien me prêter son concours pour gratter tous ces trajets fistuleux qui étaient fongueux et ressemblaient aux trajets qui succèdent aux lésions tuberculeuses. Malgré toutes ces interventions, je ne pus voir se tarir la suppuration et mon malade, au bout d'un an de souffrances, mourait d'urémie due à une néphrite amyloïde, sans que j'aie jamais pu trouver de lésion osseuse.

A l'heure actuelle, bien que l'autopsie n'ait pu être faite, je ne crois pas qu'il soit possible de douter que je n'aie eu affaire dans ce cas à une affection tuberculeuse du cœcum, cause de tous les accidents présentés par ce malade.

OBS. XXVI. — *Appendicite tuberculeuse. Résection,* par M. le professeur TERRIER. Publiée par HARTMANN et PILLIET. *Bull. Soc. anat.*, 31 juillet 1891.

Il s'agit d'une jeune Égyptienne, de 25 ans environ, que le professeur Terrier vit avec M. Duguet. Cette malade, dont les antécédents héréditaires ne présentent rien de particulier, avait été traitée pendant sa 1re enfance pour une suppuration de l'oreille droite qui a laissé de la surdité de ce côté. A part cet accident, on note le choléra à 3 ans, la *fièvre typhoïde* à 9 ans. A l'époque de la puberté, elle fut atteinte d'une anémie grave qui dura plusieurs mois. Elle s'était bien remise et jouissait d'une santé parfaite, lorsqu'elle vint il y a 1 an et demi à Paris.

Au cours de l'hiver dernier, elle fut prise de coliques, de diarrhée revenant à intervalles variables et s'accompagnant d'amaigrissement et de sueurs. Les règles furent supprimées.

Malgré ces troubles, l'appétit restait bon et la malade n'avait pas dû s'aliter.

Le 26 janvier 1891, l'affection entre dans une nouvelle phase ; la malade est prise de douleurs abdominales qui l'obligent à s'aliter.

Le ventre se ballonne, des poussées fébriles irrégulières s'établissent. Une diarrhée constante et d'odeur infecte survient et résiste à tous les traitements. A partir de ce moment, elle a été soignée pour les affections les plus variées, salpingo-ovarite, pérityphlite, etc., par les médecins. Ce dernier diagnostic a finalement prévalu. Purgations, régime lacté, naphtol, salol, pointes de feu.

Son état n'était nullement amélioré par tous ces moyens.

Lorsque nous la vîmes pour la première fois, au commencement de mai de cette année, nous nous trouvâmes en présence d'une malade au teint pâle, sans appétit, se plaignant de douleurs abdominales et de diarrhée fétide. Il y avait un léger mouvement fébrile.

L'auscultation ne révélait *aucune lésion du côté des poumons.*

Le ventre ballonné ne se laissait pas déprimer et l'*examen local* ne faisait constater qu'une légère diminution de la sonorité dans la F.I.D., en même temps qu'une sensibilité très vive à ce niveau.

Dans ces conditions, M. le professeur Terrier, soupçonnant l'existence d'un petit foyer suppuré juxta-appendiculaire accompagné de péritonite chronique péricœcale, se décida à intervenir chirurgicalement.

*Opération*, le 12 mai 1891, avec l'aide de M. Hartmann.

Le palper du ventre sous le chloroforme permit de constater de la manière la plus nette l'*existence dans la F.I.D.* d'un *boudin dur*, du volume d'un poignet d'enfant nouveau-né, remontant profondément vers le flanc et semblant faire corps avec la paroi du bassin.

L'incision est faite verticale, longue de 12 à 16 centim. ; elle passe à 2 doigts en dedans de l'épine iliaque A. S. et se termine au niveau de l'arcade crurale. A l'ouverture du péritoine, il s'écoule un peu de liquide ascitique. On tombe, après avoir écarté les anses de l'intestin grêle, sur le côlon et le cœcum qui apparaissent rouges, vascularisés, couverts de granulations rougeâtres du volume d'un grain de millet. Ce gros intestin est entouré d'une graisse épaissie et sclérosée ; il est adhérent de toutes parts. Après libération du cœcum qui reste distant de quelques centimètres de l'arcade crurale, on cherche l'appendice. Celui-ci se trouve très rapproché de l'angle iléo-cœcal inférieur ; il est ratatiné en même temps qu'épaissi et forme une espèce de corne volumineuse adhérente

au cœcum et à la terminaison de l'iléon. On le libère, coupant aux
ciseaux le repli iléo-appendiculaire au voisinage de l'intestin grêle ;
quelques petits vaisseaux sont pincés et liés à la soie.

L'appendice est alors ouvert ; on n'y trouve pas de corps étranger. La
muqueuse est grisâtre, boursouflée ; sa cavité agrandie communique
largement avec le cœcum. Section de l'appendice à sa base. Grattage à
la curette, puis écouvillonnage du cœcum avec une éponge imprégnée
de sublimé.

Les parois scléro-adipeuses, friables et rigides de l'appendice coupé
ne se laissant pas affronter par la suture, M. Terrier se contente de le
lier avec un fil double entrecroisé dont il fixe les extrémités à chacune
des 2 lèvres de la plaie abdominale, de manière à maintenir au contact
de celle-ci la surface de section. Immédiatement au-dessous, un drain
fut placé dans la F. I. vide par suite de la libération du cœcum. Deux
points à la soie fixant l'épiploon à la lèvre interne de la paroi limitent
le foyer de ce côté.

Suture à étages·de la paroi.

*Suites* simples ; la fièvre disparut, les douleurs cessèrent et la malade
quitta la maison de santé en bon état, portant une fistulette au point de
fixation de l'appendice, dont la ligature n'était pas encore éliminée.

Après une période d'amélioration, de la diarrhée apparut de nouveau
et la malade, après avoir traîné quelque temps, succomba à la péritonite
tuberculeuse. (Terrier, *S. chir.* 19 février 1892.)

L'examen microscopique de l'appendice excisé a montré qu'il s'agissait de lésions tuberculeuses.


Obs. XXVII. — *Tuberculose cœcale. Pas d'opération ; mort par cachexie tuberculeuse.* Terrier, *Soc. chir.*, 1892.

En novembre 1891, M. le professeur Terrier eut à examiner avec M. le
professeur Bouchard un malade de la ville, M. G..., atteint de tumeur
de l'abdomen.

Rien à noter dans les antécédents personnels.

*Début.* — C'est vers le milieu de l'année 1890 que ce malade a commencé
à ressentir des douleurs dans le ventre et surtout à éprouver des troubles intestinaux. C'étaient d'abord des alternatives de constipation et de
diarrhée ; puis un gonflement douloureux surtout accusé dans la moitié
droite de l'abdomen. Des consultations diverses eurent lieu ; les premiers avis penchaient en faveur du cancer, avec quelques réserves
pour une entérite chronique.

Un abcès se forma dans la fosse iliaque ; il fut évacué au bistouri et
donna un litre de pus, à la suite de quoi, la tumeur sembla disparaître.
Deux mois de bonne santé s'ensuivirent et le malade reprit la vie courante. La fistule consécutive s'était, paraît-il, tarie.

Trois mois plus tard, nouvelle tumeur de même siège. Même diagnostic maintenu. Nouvelle collection, mais sans tendance à s'ouvrir en avant. Bientôt, *période de vives douleurs.* Il se produit du gonflement et l'on trouve un abcès fluctuant à la marge de l'anus. On ouvre et l'on donne issue à un litre environ de pus. Une fistule persiste pendant 15 jours, puis se tarit également.

Deux semaines après, la tumeur reparaît au même siège.

Un troisième abcès se reforme qui vient s'ouvrir encore dans le pli de l'aine droite, à côté de la première cicatrice.

Cette fois, la fistule ne se tarit pas. Bientôt un fongus gros comme un fond de soucoupe se développe peu à peu, avec 3 pertuis donnant chaque jour de 15 à 20 gr. de pus d'aspect phlegmoneux, jamais mélangé de matières fécales.

« Quand je vis le malade, dit M. Terrier à la Société de chirurgie, il était cachectique et présentait dans la fosse iliaque une grosse tumeur avec une ulcération ressemblant à un *sarcome ulcéré;* on pouvait donc penser à un néoplasme. Mais, en me rappelant l'histoire de l'Égyptienne et en tenant compte de la présence antérieure d'un abcès, j'eus l'idée de faire examiner le pus et on y constata une *quantité énorme* de bacilles tuberculeux. »

Or cet examen fut pratiqué par notre collègue et ami M. Sabouraud, qui eut l'obligeance de nous communiquer ses résultats : l'examen du pus par la méthode d'Ehrlich montra des bacilles de Koch très nets, au nombre d'environ une vingtaine par préparation. Ce même pus fut inoculé à 3 cobayes (péritoine). L'inoculation fut mortelle en 4 semaines pour deux d'entre eux. Le 3e survécut 6 semaines. Tous moururent de tuberculose généralisée.

Les préparations furent soumises à M. le professeur Bouchard qui déclara prouvée la nature tuberculeuse de la lésion.

Le malade succomba environ 3 semaines plus tard, sans opération. L'évolution totale avait duré environ quatorze mois.

Obs. XXVIII. — *Résection de l'iléon, du cœcum et du côlon (tuberculose chronique). Mort.* A. Broca et H. Hartmann, *Bull. Soc. anat.,* 4 mars 1892.

Homme de 41 ans, entré le 28 juillet 1891 à l'hôpital Bichat, dans le service du professeur Terrier, suppléé par M. A. Broca.

Ce malade, qui avait toujours joui d'une bonne santé, était sujet depuis 3 mois à des douleurs abdominales vagues, siégeant plus particulièrement à l'épigastre et dans la F.I.D.

D'abord intermittentes et accompagnant les efforts, ces *douleurs* étaient arrivées à devenir *continues*. Elles augmentaient après le repas. Jamais de vomissements, mais alternatives de constipation et de diarrhée, sans mélange de sang. Son ventre est souvent ballonné, surtout après le repas du soir et les douleurs le privent de sommeil ; aussi s'abstient-il de manger le soir et se contente-t-il d'un peu de bouillon. L'appétit a beaucoup diminué et le malade a notablement maigri pendant ces 3 mois.

État le 25 août 1891 : abdomen un peu tendu, sans ballonnement ; à gauche, on déprime facilement la paroi, à droite, on provoque de la douleur et immédiatement la paroi se tend. Par une pression soutenue, on arrive cependant à constater dans la partie supérieure de la F.I.D., à sa jonction avec le flanc, une tumeur dont la partie inférieure bien limitée reste distante de 2 bons travers de doigt du pli inguinal droit, dont le bord externe passe à 1 travers en dedans de l'épine iliaque A.S. et dont la partie supérieure se perd dans la profondeur du flanc droit. Cette tumeur, du volume d'un poignet de femme est mal limitée en dedans. Elle est ferme, sans être franchement dure, un peu mobile dans le sens transversal, sensible, plutôt que douloureuse à la pression. Percussion : pas de matité, mais diminution évidente de la sonorité, par comparaison avec le côté opposé. Dans l'hypochondre et la région ombilicale, sonorité tympanique.

Examen du thorax : légère submatité dans la fosse sus-épineuse droite ; à l'auscultation, la respiration est un peu affaiblie au sommet gauche en avant et au sommet droit en arrière. Pas de sucre, ni d'albumine dans les urines. Pas de fièvre.

*Diagnostic.* — Tuberculose iléo-cœcale (surtout à cause des signes stéthoscopiques et de la sensation de la tumeur à la main).

Le 28 août 1891, M. Broca fait la laparotomie avec notre assistance. Laparotomie médiane sous-ombilicale ; la main reconnaît l'existence de la tumeur dans la F.I.D. La libération est commencée par la partie interne à laquelle adhèrent de l'épiploon et des anses d'intestin. Pour faciliter le dégagement de la masse, le gros intestin est sectionné entre 2 pinces longues, au voisinage de la jonction iléo-cœcale. Puis, afin de se donner du jour, on agrandit l'incision par en haut et on dépasse l'ombilic. On reconnaît alors que la portion de gros intestin sectionnée n'est autre que le côlon transverse, qui affectait la forme d'un V ouvert en haut, étant accolé sur tout son bord droit au bord interne du côlon ascendant avec lequel il faisait un angle aigu. La libération est alors reprise par la partie externe et l'on enlève la terminaison de l'iléon, le cœcum, le côlon ascendant et la partie droite du côlon transverse. L'hémostase est facilement assurée par quelques ligatures en chaîne. Comme l'opération a duré assez longtemps, on ne fait pas de suture des deux bouts et l'on termine rapidement l'opération par la fixation immédiate au-dessous de l'ombilic.

*Suites.* — Soir 37°, pouls 130, petit. Soif vive. Le 29. T. 37°. Pouls 130, petit, inégal. Le soir, extrémités froides, le malade meurt à 2 heures du matin.

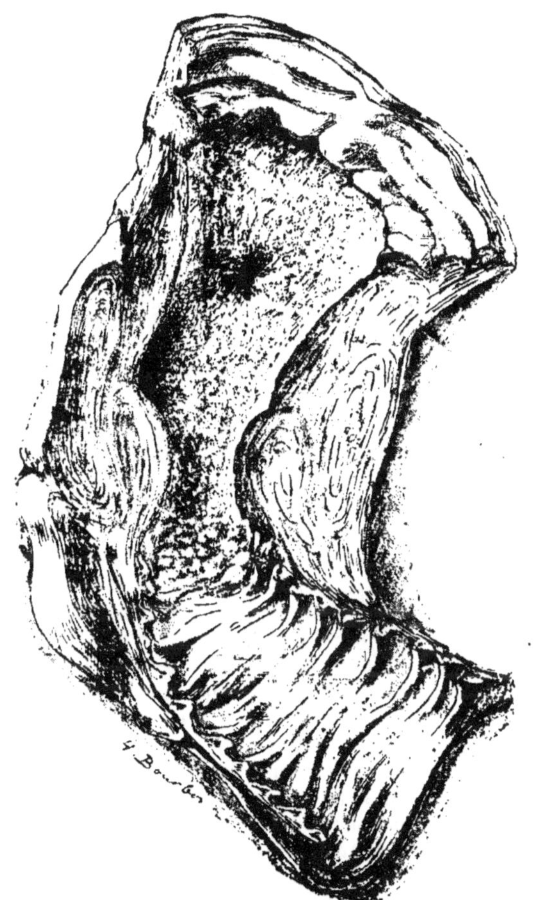

*Tuberculose iléo-cœcale.* — La valvule a disparu. Toute la région iléo-cœcale est déformée, ulcérée et rétrécie par le fait d'un épaississement scléro-adipeux péri-intestinal. Sur cet intestin ouvert on voit l'abouchement très élargi de l'appendice iléo-cœcal. (HARTMANN. *Bulletin Soc. anat.,* 1892, p. 159).

*Autopsie.* — On trouva un petit pertuis par où les matières avaient passé, à l'angle supérieur de la plaie, d'où mort par péritonite septique.

Un fil avait été mal passé et l'occlusion de l'intestin était imparfaite, ainsi que M. Broca l'a déclaré. Péritonite suppurée au début, surtout au niveau de ce pertuis. Pas de sang dans l'abdomen, pas de lésions tuberculeuses du péritoine; deux ulcérations tuberculeuses de l'intestin grêle. Au sommet des poumons, quelques nodules discrets, sans caséification. Adhérences des 2 sommets.

*Examen de la pièce.* — Toute la jonction iléo-cœcale est englobé dans une masse fibro-adipeuse surtout développée à la partie interne dans l'insertion du mésentère.

L'intestin ouvert, on constate que la valvule a disparu et que toute la région iléo-cœcale est occupée par une masse inégale, bourgeonnante qui empiète à la fois sur l'iléon et le commencement du côlon ascendant. L'appendice est dilaté, ses parois sont épaissies, sa cavité notablement agrandie. Le rétrécissement de cette portion de l'intestin est dû en grande partie à la masse scléro-adipeuse qui l'englobe. Dans le mésentère, quelques petits ganglions. Un de ces ganglions a servi à inoculer un cobaye qui est mort de tuberculose.

Obs. XXIX. — *Tumeur de la région iléo-cœcale, d'origine tuberculeuse probable. Traitement médical. Amélioration.* A. Broca, *loc. cit.*

Ch. d'Ann..., corroyeur, âgé de 32 ans, entre à l'hôpital Bichat le 31 août 1891, salle Jarjavay, lit n° 12.

Son père s'était suicidé à 49 ans; sa mère, âgée de 49 ans est bien portante, ne tousse, pas, mais il y a 15 ans a eu un abcès à l'épaule qui ne s'est guéri qu'au bout d'un an par les pommades.

Il a 3 frères bien portants; deux d'entre eux ont eu des abcès froids. Une sœur de 27 ans qui ne tousse pas.

Le malade lui-même n'a eu aucune maladie dans son enfance, et jusqu'à il y a 2 ou 3 ans, sa santé fut bonne. Il n'a jamais toussé et n'a jamais eu d'abcès.

La maladie a débuté par une diarrhée opiniâtre (1 à 2 selles liquides par jour). Ce symptôme a longtemps été le seul, sauf quelques coliques de médiocre intensité; mais depuis 3 mois sont survenues des *douleurs abdominales continues* et d'intensité croissante, avec exacerbation. Ces douleurs absolument localisées au côté droit du ventre, occupent surtout la F.I.D. En même temps, l'appétit a beaucoup diminué. Depuis 1 an, il a maigri de 6 livres ; jamais il n'a vomi. Mais il y a 2 ans, pituites matinales qui ont duré 6 à 7 mois et semblent liées à des excès d'alcool antérieurs qu'il avoue. Augmentation des douleurs pendent la marche et la station debout. Jamais de fièvre.

Actuellement, on se trouve en présence d'un homme assez maigre, au teint peu coloré, mais d'apparence vigoureuse. Rien d'anormal n'est révélé par la simple inspection de l'abdomen.

A la palpation, je constate au niveau de la partie supérieure et externe de la F.I.D., à 1 cent. en dehors et au-dessus de l'épine A.S. une *tuméfaction allongée verticalement*, de consistance solide, mais encore assez souple, remontant vers l'hypochondre où elle se perd sans limites nettes.

La forme est cylindrique ; elle est sensible à la pression, sans réveiller de douleur vive. Partout ailleurs, le ventre est souple, dépressible, indolent.

A la percussion, la région tuméfiée est submate.

Peu d'appétit, langue bonne, selles toujours diarrhéiques.

Du côté du *cœur* et des *poumons*, signes fonctionnels et physiques normaux. Poids : 52 kilogr. Urine. : Ni sucre, ni albumine. Urée 11 gr. Je prescrivis le repos complet au lit, le régime lacté intégral et chaque jour 2 paquets de 0,50 centigr. de naphtol B et 0,50 centigr. de salicylate de bismuth.

Au bout d'un mois de ce régime, les douleurs spontanées n'existaient plus, la diarrhée avait cessé, la tumeur paraissait diminuée. Le poids a augmenté de 1 kilogr. et l'appétit est revenu. Cet homme a pu reprendre un travail moins pénible et nous savons, par communication verbale de M. A. Broca, que l'amélioration se poursuit deux ans après que le traitement médical a été par lui institué.

D'après la forme et le siège de la tumeur, M. Broca pense qu'il s'agit d'une tuberculose de l'angle iléo-cœcal et il a porté ce diagnostic au premier examen, par analogie avec son premier cas. En effet, si nous savons que l'intégrité des poumons, constatée chez ce malade, n'éloigne aucunement cette idée, il existe par contre des antécédents héréditaires importants. Il y a eu pendant 3 ans de la diarrhée chronique, des douleurs, dues sans doute à des adhérences épiploïques. Enfin on a constaté une souplesse relative et une amélioration très nette par le traitement médical, ce qui élimine le diagnostic de cancer. Il n'y a donc pas d'intervention chirurgicale à proposer pour le moment.

Obs. XXX. — *Résection de l'angle iléo-cœcal pour tuberculose chronique. Guérison.* (Inédite.) Obligeamment communiquée par M. A. Broca.

Émile A..., 12 ans, entré le 9 novembre 1893, salle Denonvilliers, n° 31, à l'hôpital Trousseau.

*Antécédents héréditaires.* — Il ignore ce que sont devenus ses parents et a été élevé chez sa grand'mère à Poitiers. Il n'a habité Paris qu'à l'âge de 7 ans. Pendant son enfance, il se souvient d'avoir été souvent malade. Fort intelligent, il explique qu'il se trouvait en très bonne santé lorsqu'il y a trois ans, le 15 février, il reçut, prétend-il, un coup de boucle de ceinture sur la partie droite du ventre. Sa douleur fut assez forte pour l'empêcher de manger ; il n'y eut pas de vomissement. Quatre ou cinq jours après, il remarquait qu'il avait un gonflement et entra à l'hôpital de l'Enfant-Jésus. Là, il subit par deux fois une opération sur laquelle nous manquons de renseignements et en sortit 2 mois 1/2 après avec une plaie qui donnait de l'humeur. Il avait été traité, raconte-t-il, pour une pérityphlite dans le service de M. de St-Germain. Il avait conservé, en quittant l'hôpital, une fistule qui donnait du pus et même, à certains moments, des matières liquides en grande abondance ; aussi allait-il se faire panser fréquemment.

Son état s'étant un jour aggravé, il entra à l'hôpital Trousseau.

Pendant 21 jours, il resta en observation.

*État.* — Au moment de l'entrée, l'enfant portait une fistule dans la partie droite du ventre, au-dessus du pli inguinal, située sur l'incision probable d'une appendicite ; il en sortait un peu de pus et des matières liquides seulement, souvent mélangées de gaz, qu'il sentait passer parfaitement. Les douleurs n'étaient pas très vives, il pouvait marcher. Les selles n'ont jamais été interrompues par l'anus. Il n'y a jamais eu de pus dans ses excréments. Le petit malade avait peu d'appétit, mais ne vomissait jamais.

Comme signes physiques, à la palpation, le ventre était résistant, dur et rétracté uniformément. Sur le pourtour de la fistule, on avait la sensation d'une plaque dure à limites indécises, mais on ne sentait pas de grosse masse pouvant faire songer à une tumeur du cæcum, comme dans les cas précédents.

Organes thoraciques : *Cœur*, le 1er bruit est légèrement soufflé à la pointe.

*Poumons.* — Nous n'avons constaté à l'auscultation qu'un peu de rudesse respiratoire à la base droite.

État général assez bon ; l'enfant n'a que peu maigri. Pas de fièvre le soir.

Devant la difficulté du palper dans les conditions ordinaires, une exploration fut décidée sous le chloroforme, qui permit de poser un diagnostic et la résection fut pratiquée séance tenante.

Le 30 novembre 1892, dit M. Broca, je fis une incision parallèle à la cicatrice, mais à 4 ou 5 millim. en dehors d'elle, laissant en dedans l'orifice fistuleux, qui est cerné par une incision elliptique. L'incision traverse successivement la peau, l'aponévrose du grand oblique, les muscles petit oblique et transverse.

En dedans de l'orifice fistuleux, elle arrive sur le bord du muscle grand droit. Le péritoine est alors soulevé avec précaution dans l'angle supérieur, ponctionné, puis incisé. En dehors et en bas, il est adhérent à une masse qui fait corps d'autre part avec le cœcum. Ce cœcum, d'ailleurs, est très déformé, difficilement reconnaissable. Il est abordé par un intestin grêle très distendu et à surface assez rouge. En haut, il se continue avec le côlon ascendant, induré sur une hauteur notable.

A l'examen attentif, il devient vite évident qu'il existe en dehors et en arrière du cœcum une masse polyganglionnaire qui se prolonge dans le méso-côlon ascendant et dans le mésentère de l'angle iléo-cœcal. De ces ganglions, les plus antérieurs et inférieurs sont ramollis et adhérents à l'intestin. C'est par l'intermédiaire de l'un d'eux, sous forme d'une cavernule fongueuse, que le stylet arrive de la fistule dans l'intestin, dont l'orifice, situé un peu au-dessous de l'abouchement de l'intestin grêle, est très petit. En le disséquant, et en cherchant à isoler le cœcum de la masse ganglionnaire, je déchire la paroi intestinale molle et friable, et j'arrive sur une *muqueuse d'aspect fongueux*, parsemée d'une quantité innombrable de petites végétations polypeuses. Il est impossible d'y reconnaitre l'aspect ordinaire de la muqueuse intestinale, et surtout rien qui rappelle le cœcum, l'appendice, la valvule iléo-cœcale. Mais en haut et en bas sont des orifices dans lesquels le doigt s'engage, et, à une certaine distance, rencontre des matières fécales.

Il était évidemment impossible de songer à suturer la perforation. Je fis donc immédiatement l'entérectomie, mon aide, M. Jacob, comprimant chaque bout entre le pouce et l'index et l'angle iléo-cœcal étant bien isolé hors du ventre sur des compresses. Je réséquai 20 centim. de l'intestin, côlon et iléon, avec un coin du mésentère et en enlevant tous les ganglions aisément accessibles. Le bout inferieur était à peu près vide, mais le bout supérieur contenait des matières demi-liquides et assez abondantes, ce qui tenait évidemment à la stagnation causée par le rétrécissement de la valvule. L'intestin grêle était dilaté, mais la muqueuse était normale à l'œil nu, tandis que le côlon était malade, induré et à muqueuse polypeuse sur une hauteur de 6 à 8 centim. Après la section, l'hémorrhagie du mésentère fut médiocre et vite arrêtée par un surjet à la soie fine. Puis je fis l'*entérorrhaphie circulaire*, en commençant par le bord mésentérique. Je fis d'abord une suture muco-muqueuse, puis une suture de Lembert. Les points furent très rapprochés, faits à la soie fine et il y en eut au total 96, dont 50 pour la suture de Lembert. L'intestin grêle était plus large que le côlon ; en avant et en dehors il resta un endroit où je fis sur l'intestin une entérorrhaphie longitudinale de 1 centim. 1/2 de long. En ce point, dont la solidité me parut un peu douteuse, je laissai un fil pour fixer la suture près de la plaie abdominale. Après réduction de l'anse suturée, je fis avec quelques tampons la toilette du péritoine, qui avait été très soigneusement protégé avec des compresses et contenait seulement un peu de sang. Suture en deux étages, avec le fil intestinal pris lâchement dans le plan profond. Un drain mis dans le péritoine, derrière l'anse suturée.

La durée totale a été de 2 h. 1/2, dont plus d'une heure pour les sutures intestinales. Pansement iodoformé.

*Examen de la pièce.* — Outre l'aspect déjà décrit de la muqueuse, la pièce enlevée, qui est constituée par l'angle iléo-cœcal et une masse ganglionnaire, présente à noter un épaississement très remarquable des parois au niveau du cœcum et de la paroi inférieure. A la place où devrait être la valvule iléo-cœcale, il y a une induration blanchâtre, qui constitue un *rétrécissement* très net, ce qui explique la distension de l'iléon.

A l'œil nu, cette pièce me rappelle absolument celle que j'ai déjà obtenue par une entérectomie, dans un cas où l'examen histologique a confirmé le diagnostic clinique et macroscopique.

La pièce a été remise à M. Pilliet, qui a trouvé dans cet examen un nouveau cas typique de *tuberculose lymphoïde du cœcum*.

*Suites :* les suites opératoires ont été fort simples:

Aucune complication à noter ; quelques semaines plus tard, nous avons eu tout récemment l'occasion de voir l'opéré à l'hôpital Trousseau, avec M. Broca. L'enfant a engraissé ; sa mine est excellente.

Localement, il y a une petite fistulette, sécrétant fort peu de sérosité pure, entretenue sans doute par l'un des nombreux fils dont l'élimination serait prochaine. Le ventre est souple, indolore, les selles régulières.

Voici la note que M. Pilliet a eu l'obligeance de nous remettre au sujet de cette observation :

La pièce de M. Broca était une tuberculose type du cœcum, reproduisant exactement la forme simulant une tumeur, dont M. Hartmann et moi avons déjà donné quelques observations. Les parois du cœcum présentaient une épaisseur de un cent. La surface interne offrant une nappe de gros bourgeons végétants, d'une coloration violacée, séparés les uns des autres par des crevasses profondes et étroites.

Sur les coupes, on constate l'existence d'une tuberculose lymphoïde, qui prend tout le tissu inter-glandulaire et détermine la formation de ces bourgeons remplis de sang que je viens de mentionner.

Les glandes sont en grande partie atrophiées.

La musculaire muqueuse est à peu près entièrement disparue, et le chorion de l'intestin est occupé par une série de tubercules massifs, formant une nappe à peu près continue qui contribue à l'épaissir d'une façon considérable, tout en le fixant et en le rendant rigide. Il en résulte que cette tunique perd son caractère de couche de glissement et qu'elle adhère à la muqueuse boursouflée de façon à former avec elle un bloc compact, ce qui explique la sensation de tumeur, de néoplasme cancéreux que donnent ces tuberculoses cœcales, et fait faire des erreurs de diagnostic, même sur la table d'autopsie.

Les tuniques musculaires de l'intestin sont épaissies comme toujours, et leurs vaisseaux perforants sont entourés d'une gaine de cellules rondes. Au-dessous de la tunique musculaire, il existe un certain nombre de tubercules massifs, formant des masses caséeuses polycycliques et développés autour des vaisseaux lymphatiques du tissu sous-péritonéal.

Cette forme est donc comparable de tous points avec celles qui ont été déjà décrites, et les lésions des différents plans de l'intestin présentent une répartition qui nous est déjà connue. J'insisterai seulement sur l'envahissement très marqué de la couche sous-muqueuse, car il explique bien la rigidité spéciale des cœcums ainsi atteints et qui, jointe à l'épaississement de toutes les tuniques, empêche de porter le diagnostic d'ulcération tuberculeuse, en suscitant plutôt l'idée d'un néoplasme.

# INDEX BIBLIOGRAPHIQUE

**Leudet.** — Recherches anat. pathol. sur l'ulcération et la perforation de l'appendice iléo-cœcal. *Arch. générales de médecine*, 1859.

**Villemin.** — *Études sur la tuberculose*, Paris, 1869.

**Duguet.** — *Comptes rendus. Soc. de biol.*, 1869.

**Hudson.** — *Trans. path. Society London*, 1887-8, 112.

**Wyeth.** — *N.-Y. Med. J.*, 1888, p. 598.

**Von Hacker.** — *Wien. klin. Wochensch.*, 1888, n⁰ˢ 17-18.

**Trèves.** — *Lancet*, London, 1888, p. 322.

**Garode.** — *Intestin des tuberculeux*. Th. Paris, 1888.

**Suchier.** — Beitrag zur op. Behandlung. *Berl. klin. Woch.*, 1889, 617, XXVI.

**Czerny.** — *Centrabl. f. Chirurg.*, 1889, p. 927.

**Tchistowitch.** — Contr. à l'étude de la tub. intest. chez l'homme. *Annales de l'Inst. Pasteur.*, 1889, 209.

**Dobroklowski.** — *Arch. Méd. exp.*, mars 1890.

**Ela.** — *Boston med. and Surg. Journ.*, 1890, p. 128.

**W. Sachs.** — Trei Kleine Beiträge zur Darm chirurgie. *Centrabl. f. Chirurg.*, Leipzig, 1890, 737.

**Mc Eldevy.** — *New-York. Med. Journ.*, 1891, p. 585.

**Billroth.** — *Wien. klin. Wochensch.*, 1891, n° 34.

**Hochenegg** (Vienne). — *Sem. méd.*, 9 sept. 1891.

**Roux.** — *Revue de la Suisse Romande*, Genève, 1891, 505-569.

**Levi.** — Contributo ai tumori ed alla resezione dell' intestino cieco. *Rivista di sc. med.* Venezia, 1891, 142.

**Salzer.** — *Arch. für Klin. ch.*, Berlin, 1892, 101.

**Hartmann et Pilliet.** — *Soc. anat.*, juillet 1891.

**Pilliet.** — *Soc. anat.*, déc. 1891.

**Broca.** — *Soc. anat.*, déc. 1891

**Grass.** — Résection de cœcum. *Sem. méd.*, Paris, 1892, 235.

**W. Sachs.** — *Arch. für Kl. Chir.*, Berlin, 1892, 235.

**Terrier.** — *Soc. Chir.*, février 1892.

**Broca.** — *Gazette heb.*, 27 février 1892.

**Hartmann.** — Tuberculose cœcale. *Soc. anat.*, février-mars 1892

**Richelot.** — *Bull. Soc. chir.*, 23 mars 1892.

**Reynier.** — *Bull. Soc. chir.*, mars 1892.

**Reclus.** — *Bulletin méd.*, juin 1893.

# TABLE DES MATIÈRES



IMPRIMERIE LEMALE ET Cⁱᵉ, HAVRE

BIBLIOTHEQUE NATIONALE DE FRANCE
3 7531 06054137 3